小食材
大健康

给全家人的科学饮食指南

1

U0231492

范志红·著

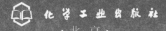
化学工业出版社
·北京·

内容简介

本书共分为3章，每章都是一个食材主题。分别是五谷杂粮、新鲜蔬菜和五彩水果。全书共有291个小标题，10个网友互动问答。每个标题对应1个具体的食材内容，从食材种类、食材储存、食材烹饪、食材搭配、食材营养到适合人群，将生活中使用到的食材碎片化，与营养话题相结合，用精练的文字展示出更为丰富的内容。虽然很多营养学家都讲解过食材的营养和搭配，但是还有很多常见食材的使用会给读者造成困扰。比如，蒸谷米是糙米吗，适合减肥和控糖吗？全麦和全谷是一个意思吗？鲜香菇用小苏打浸泡会破坏维生素吗？等等，本书解决了读者关于食材的困惑，指导读者科学饮食，获得优质健康营养。

同时，本书还引用了2022版《中国居民膳食指南》的数据。数据新，内容全，更实用。

图书在版编目（CIP）数据

小食材大健康：给全家人的科学饮食指南. 1/ 范志红著. —北京：化学工业出版社，2023.4
ISBN 978-7-122-42899-8

Ⅰ. ①小… Ⅱ. ①范… Ⅲ. ①饮食营养学－指南
Ⅳ. ①R151.4-62

中国国家版本馆CIP数据核字（2023）第021534号

责任编辑：马冰初　王　雪　　　　　特约编辑：郑飞飞
责任校对：王鹏飞　　　　　　　　　　装帧设计：史利平

出版发行：化学工业出版社（北京市东城区青年湖南街13号　邮政编码100011）
印　　装：北京新华印刷有限公司
710mm×1000mm　1/16　印张11½　字数300千字　2023年8月北京第1版第1次印刷

购书咨询：010-64518888　　　　　售后服务：010-64518899
网　　址：http://www.cip.com.cn
凡购买本书，如有缺损质量问题，本社销售中心负责调换。

定　　价：68.00元

序 言

斗转星移，季节轮换，岁月流逝。人生无论处于什么阶段，都有一个永远不变的生活主题：健康饮食。

随着人们生活水平的提高，健康更成为了我们每个人的核心竞争力。营养充足才能让我们的抗病力足够强大，才能让生病后的身体恢复得更迅速。但是，怎样才能让自己的膳食营养分数足够高呢？

《中国居民膳食指南》告诉我们，要食物多样，合理搭配，吃动平衡。营养师告诉我们每天要吃250克粮，50克肉，250克水果，500克蔬菜。健康成年男性平均每天要摄入2250千卡的能量，至少65克蛋白质；女性则是1800千卡的能量，至少55克蛋白质。能量和营养素的摄取不能仅仅靠吃胶囊和药片，必须要吃来自新鲜天然多样化的食物。

但是，市场中有那么多种食物，到底要选择哪一种呢？买回家来应当怎么吃呢？

在每个家庭厨房里，健康饮食这件事都会被分解成无穷多个细节。

在我的新浪微博评论中，每天都有很多网友提问，告诉我他们很想吃得更营养、更健康，但在实操中总会遇到各种困惑。

比如：全谷杂粮到底有哪些啊？全麦粉是白面粉加麸皮粉吗？100克饭到底是100克大米煮的饭还是100克熟米饭啊？红薯、土豆和米饭怎么互相换算啊？

甜豌豆、甜玉米粒和南瓜，该算蔬菜还是算主食？罐头蔬菜还有没有蔬菜的营养？蔬菜怎么烹调少油又好吃？

水果越甜热量越高吗？糖尿病人应当怎么吃水果？容易腹泻的人什么水果不适合食用？

牛奶产品应当怎么选？吃多少奶粉算是喝一杯牛奶？

吃鸡肉会让人发胖吗？吃肉皮能补胶原蛋白吗？肉做多了吃不完怎么保存？

烹调油怎么换着吃？榨菜可以替代食盐吗？

我把近年来回答的部分问题收集整理在一起，加以修改补充，按照五谷、豆类、蔬菜、水果、奶类、蛋类、肉类、水产、坚果零食、调味品来分类，集合成三本书。

第一本书主要讲五谷、蔬菜、水果的知识，第二本书纳入了奶类、蛋类、肉类、水产的知识，第三本书重点讲坚果零食、豆类和调味品的知识。其中有食材的选择，有烹调的要点，有食用的注意事项，有对慢性病人的叮咛。每一本书的最后，还有对几个重点问题的解答。

每个知识点都只有几百字的内容，阅读起来很轻松。每天看其中几条，在不知不觉间就能获取有关日常饮食的关键知识点。把它们应用在生活当中，可以提高饮食质量，增加生活乐趣，形成注重饮食健康的家庭氛围。

我经常对网友们说："我们也许买不起大房子，买不起豪车，买不起名牌包包，但是，我们可以给自己和家人好一点的食物，多一些营养。健康润泽的气色，紧实有型的身材，比华美的衣服和闪亮的首饰更能提升美丽分数。把花在明星资料和品牌信息上的精力，省下一点用来学习食品营养知识，把追剧打游戏的时间，省下一点用来制作健康的三餐，就能让我们的身体受益无穷。"

对于个人来说，每一个现代人都应当了解食物的知识，有能力给自己和所爱的人制作简单又美味的营养餐。对于家庭来说，明智又理性的主厨会用心了解食物的知识，让孩子吃着健康的食物长大，让老人因为营养良好而远离疾病。重视饮食营养，就像讲卫生、勤运动一样，是良好生活习惯的一部分，是优良家风的一部分，对家庭中每个人的健康都影响深远。

这三本有关食材营养的书终于要面世了。但愿它们能够给您和家人带来食物的馨香和健康的活力。

范志红

2023年2月10日

目 录

1 五谷杂粮，每天谷物不可少

002…哪些食材可以当主食呢

002…精白米面属于精制粮食

002…"谷物"和"粮食"有什么不同

003…大部分"粗粮"是全谷物

003…有些"粗粮"并不是全谷物

004…胚芽米和糙米有什么区别

004…黑米、紫米和紫糯米是不是一回事

005…"野米"也是一种大米吗

005…莜麦真是燕麦的一种吗

006…各种杂豆不属于谷物，但能当主食吃

006…这些是"假谷物"，是很不错的主食

009…薯类也能当主食，别吃太多

009…哪些属于"纯淀粉食物"

010…吃全谷杂粮有哪些好处

010…吃全谷杂粮能增加营养供应

011…吃全谷杂粮能摄入更多的防病保健成分

011…不吃全谷杂粮，膳食纤维难达标

011…全谷杂粮膳食纤维含量高，有助于降低肠癌的
　　　发病风险

012…全谷杂粮餐后血糖上升缓慢，糖尿病患者最宜
　　　食用

012…吃全谷杂粮饱腹感强，喝粥也不饿

012…吃全谷杂粮有助于预防肥胖

013…全谷杂粮抗性淀粉多

013…吃全谷杂粮能有效预防饭后困倦

014…吃全谷杂粮能保障体力和思维能力

014…吃全谷杂粮能帮助平衡激素水平

014…吃全谷杂粮能帮助改善皮肤质量

015…淀粉豆类能防肥胖、控三高

016…你知道怎么选购主食吗

016…买杂粮，优先选择真空小包装

016…挑选糙米时闻闻味道

017…发芽糙米饭更有营养吗

017…有色糙米是染色的吗

018…想增加营养，买白糯米还是血糯米呢

018…胚芽米好，还是全谷物好

019…蒸谷米是糙米吗，适合减肥和控糖吗

020…麦片、燕麦片哪个更好

020…红、黄、白、紫色的薯类品种，哪个更有营养呢

021…藜麦有轻微毒性，还能放心吃吗

022…小麦、大麦、黑麦、青稞、燕麦、杜兰小麦，
都是麦类吗

022…全麦粉是由精白面粉加上一些小麦麸皮做成
的吗

023…全麦和全谷是一个意思吗

024…对小麦过敏的人，要避开这些粮食

024…对小麦过敏的人，主食还有很多别的选择

026…主食烹调也很关键

026…烹调全谷物和豆类，要巧用厨房电器

027…简单好吃又营养的杂粮饭之一

027…全谷杂粮也不是吃得越多越好

027…消化不好也能吃全谷物和薯类

028…消化能力太弱，试试简便又温和的二米饭

029…土豆的健康吃法

030…吃全谷杂粮要循序渐进

030…杂粮饭中添加豆类时，可以煮两遍

031…烹调杂粮时，不要加太多糖和油

032…主食的储存方法

032…夏季科学储粮

032…全谷物储存要求更高

033…薯类存放各有不同

033…让红薯干不发霉的办法

034…馒头、米饭可以冷冻吗

034…米饭和杂粮饭冷藏或冷冻之后，热量会

降低吗

036…**主食食材的相互换算和替代**

036…轻体力活动的成年人，每日要吃多少主食

036…医生和营养师所说的主食量，都是指生重

037…生大米和米饭的量怎样换算

037…糯米和普通大米，煮成饭是一样多的吗

038…米饭和馒头的量怎样换算

039…红薯、玉米和米饭的量怎样换算

040…减肥期间可以用玉米作为主食吗

041…甜豌豆和甜玉米粒，到底是主食还是蔬菜

041…不建议用甜玉米粒完全替代主食

041…杂粮的淀粉含量和热量比大米低吗

042…杂粮饭的热量怎么算

网友问答

043…1. 为什么不吃碳水化合物的饮食不健康呢

046…2. 夜里总是饿，又不敢吃……可能是主食吃得

太少了

047…3. 可以把杂粮饭、杂粮粥打成浆喝吗

2 新鲜蔬菜，最好餐餐吃

050…蔬菜多种多样随便选

050…每天300~500克蔬菜，都包括哪些种类

050…嫩茎叶和花薹类蔬菜

051…根茎类蔬菜

051…嫩豆和豆荚类蔬菜

051…茄果类蔬菜

052…瓜类蔬菜

052…葱蒜类蔬菜

052…淀粉类蔬菜

052…菌藻类蔬菜

053…深绿色叶菜的特点

053…深绿色叶菜的几大家族

054…深绿色蔬菜帮助补充叶酸

054…十字花科蔬菜有哪些

054…十字花科蔬菜吃多少能起到保健作用

055…若碘摄入充足，放心吃十字花科蔬菜

055…西蓝花和芥菜中硫苷含量较高

055…菠菜对眼睛有益

056…茴香清爽又营养

056…芦笋是营养价值最全面的蔬菜吗

056…秋葵虽好，但不要过分神化

057…秋葵、空心菜都能促进排便

057…嫩豆膳食纤维多

057…吃竹笋，注意降低亚硝酸盐含量

058…水煮笋酸酸的，可以吃吗

058…鲜笋适合胃肠硬朗的人

058…菌类是高嘌呤蔬菜，健康人能多吃吗

059…木耳、银耳可能会产气

059…不同钠含量的蔬菜

059…芹菜"高钠"，会升高血压吗

060…苦味蔬菜少吃不用太担心

061…茄子有多种颜色

061…茄子皮不适合这几类人

062…吃茄子的健康忠告

062…冬瓜最适合夏季吃

063…吃500克以上的蔬菜会对肾脏有害吗

064…**绿叶蔬菜好处多**

064…对预防骨质疏松有益

064…对保证正常视力有益

065…对预防维生素缺乏有益

065…对预防出生缺陷有益

065…对控制体重有益

065…对预防糖尿病有益

066…对预防和控制高血压有益

066···对预防冠心病有益

066···对预防多种癌症有益

067···对预防阿尔茨海默病有益

067···对提高运动能力有益

067···对抗污染有益

067···有利于维持肌肉力量

068···**蔬菜的选购要点**

068···选购蔬菜要考虑烹调方式

068···最不好储藏的蔬菜

069···较不好储藏的蔬菜

069···较容易储藏的蔬菜

069···便于储藏的蔬菜

069···干制蔬菜可以弥补蔬菜品种的不足

070···发豆芽、豆苗可增加绿叶蔬菜的品种

070···用青汁补充蔬菜摄入的不足

070···蔬菜罐头也能供应营养

070···一周至少买两次蔬菜比较合适

071···上班族在食堂吃不到新鲜蔬菜怎么办

071···出差在外，蔬菜摄入不足怎么办

072···合理选择蔬菜预防甲状腺疾病

073···**蔬菜的烹调方法**

073···蔬菜炒着吃

073···炖蔬菜

074···蒸蔬菜

074···无油焯煮蔬菜

075···白灼蔬菜

075···水油焖烹调蔬菜

076···生吃蔬菜

077···粥饭里面加点蔬菜

077···面食里面加点蔬菜

078···鱼肉里面加点蔬菜

078···蛋类里面加点蔬菜

079···饮料里面加点蔬菜

079···鲜香菇用小苏打浸泡会破坏维生素吗

080···用菠菜做婴儿辅食时一定要先焯一下水

080···如果青菜不涩，煮粥也不必提前焯水

081···有些蔬菜需要焯烫，但不要过凉水

081···宝宝最适合吃水油焖菜

082···水油焖菜需要放点油

082···蒸蔬菜最好是水煮开后再开始蒸

082···蔬菜汁可以补充营养吗

083···不焯水，直接用生蔬菜打汁喝可以吗

083···凉拌木耳的清爽做法

084···熟吃番茄可更好地补充番茄红素

084···番茄适合配什么菜

085···番茄能护色也能褪色

086···番茄菜花，高维生素C组合

086···少油也能炒出好吃的茄子

087···茄子烤着吃也美味

087···水油焖西蓝花的做法

087···蔬菜沙拉和沙拉酱

088···安全泡发木耳、香菇等干货

089···胡萝卜用刮刀处理很方便

089···没有涩味的脆嫩蔬菜适合生拌

090···月饼大拌菜

090···凉拌紫甘蓝

090···自制紫甘蓝泡菜

091···无法开火做蔬菜时的四个补救办法

092···科学储存营养损失少

092···绿叶蔬菜要冷藏保存

092···怕干瘪的蔬菜用保鲜膜包裹再冷藏

092···冷冻蔬菜的保质期

093···土豆要冷凉避光保存

093···合理利用冰箱空间

094···新鲜蔬菜冷冻保存必须先热烫

094···在室温下过夜的烹熟绿叶菜，坚决不要吃

094···菜太多，一次吃不完怎么办

095···提前分装冷藏的过夜菜是安全的

095···即使吃冷藏过夜蔬菜，也比不吃好

095···绿叶菜可以早上吃

096···剩菜也可以翻新吃

096···蔬菜罐头还有营养吗

098…能替代部分主食的蔬菜

    098…嫩豌豆可以替代部分主食

    098…土豆可以替代部分主食

    099…富含淀粉的蔬菜最好充分烹熟

    099…胡萝卜和南瓜不能替代主食

    100…毛豆不能替代主食

网友问答

    101…1. 蔬菜是焯水好还是蒸好

    102…2. 吃绿叶蔬菜能补钙吗

    103…3. 吃未成熟的番茄会中毒吗

    104…4. 绿叶菜里的维生素K_1有利于长寿吗

3 五彩水果，天天都得有

108···水果和水果不一样

108···热带水果、亚热带水果和温带水果

109···吃水果要多样化

109···苹果表面的天然蜡能防腐

110···为什么苹果一年四季都能吃到

111···国产嘎啦苹果更好吃

111···花牛苹果味道香

112···黄杏营养素含量高于苹果

112···什么样的桃子更健康

113···桑葚富含膳食纤维和花青素

113···椰枣并不优于红枣

114···黑枣不是"枣"而是"柿"

114···山楂是果胶之王

115···柑橘类水果富含维生素C

115···樱桃高钾低血糖指数（GI）

116···西瓜的红色来自番茄红素

116···催熟的香蕉放心吃

117···南果梨有酒香味很正常

118···水果里的糖分和热量有多高

118···有些水果热量很高

118···低热量水果也会增肥吗

119···水果里的糖都叫作果糖吗

119···果糖比葡萄糖更增肥

120···水果的甜度和哪些因素有关

121···红色的火龙果比白色的味道甜，所以含糖分更
多吗

121···含糖量多少的水果算低糖水果

121···成熟度不同，水果所含的热量就不同

122···猕猴桃还是得吃成熟的

122···牛油果替代其他高脂肪食物才健康

123···为什么减肥食谱喜欢用苹果

124···尽量吃新鲜完整的水果

124···为什么吃再多水果还是会饿

125···只吃水果小心蛋白质缺乏

125···最好的补钾水果并不是香蕉

126···聪明吃水果

126···水果的便捷切法

126···石榴剥皮有妙招

127···石榴有棱有角的更好

127···在家催熟猕猴桃的方法

127···猕猴桃的巧妙吃法

128···奇异莓——迷你版猕猴桃

128···金橘连皮一起吃更营养

128···巧妙优雅地吃柿子

129···水果会伤人吗

129···为什么木瓜拌牛奶会变苦

129···很多水果含有"厉害"的蛋白酶

130···小籽水果能促进肠道蠕动

130···有些水果可能会导致过敏

131···梨真的"寒凉"不能吃吗

131···注意不要贪吃芒果

132···胃肠疾病患者吃水果应适量

132···水果摄入量不是越多越好

133···促进肠道蠕动，选择多籽水果

133···黑枣吃多了可能胃不舒服

133···柿子可能降低消化酶活性

134···磕碰和虫咬的水果可以放心吃

134···发霉的水果真的不能吃

135···糖尿病患者也可以吃水果

135···控血糖的人能不能吃水果

135···糖尿病患者吃水果的健康叮嘱

136···哪些水果属于低血糖指数（GI）水果

136···除了选低血糖指数（GI）水果，还要考虑糖
含量

137···为什么多数水果的血糖指数（GI）不高呢

137···有没有血糖指数（GI）偏高的水果呢

137…荔枝能帮助降血糖吗

138…樱桃番茄适合糖尿病患者当加餐水果

138…用水果和水果干替代饼干甜点

138…怎样吃水果有利于降血糖

139…莓类水果有利于糖尿病的防控

139…热带水果吃太多对血糖控制不利

139…防止低血糖，随身备点干枣

140…水果可以熟吃吗

140…熟吃水果很适合消化不良的人

140…为什么水果煮后会变酸

141…梨可以煮汤吃

142…苹果酸枣大枣汤的做法

142…水果入餐的吃法

143…用餐时吃水果无害健康

143…用甜水果替代酸奶里的糖

144…柔软的水果可以做成冷冻甜食

144…桑葚的几种安全吃法

145…杨梅可以蒸着吃

145…自制青柠美味饮品

146…水果入菜增加风味

146…有些水果清洗时容易掉色

147…有些水果蒸煮后容易变色

148…水果干也有健康作用

148…水果干是水果直接干燥的产物

148···吃水果干需严格控制数量

149···水果干甜但血糖指数较低

149···控血糖也可以吃点水果干

150···冻干水果干营养保留多

150···有些"水果干"含有添加的糖和油

150···果脯、蜜饯和油炸产品，不是水果干

151···柿饼适合高血压人群

152···水果和果汁不一样

152···果汁的碳水化合物含量等于糖含量

152···非浓缩还原汁（NFC）和传统果汁有什么不同

153···喝果汁极易摄入大量糖分

153···榨果汁损失维生素

154···喝果汁会增加肥胖和糖尿病风险

154···"破壁"之后营养更利于吸收吗

155···为什么用破壁机打浆之后容易变色

155···果汁和甜饮料一样有害吗

156···吃水果比喝水更解渴

156···果蔬汁可以喝，但要注意两点

156···宝宝们不适合喝果汁

157···自制胡萝卜汁，渣子不要丢

157···水果罐头有营养吗

158···水果储存的要点

158···有些水果不能冷藏

158···有些水果可放于室温下，也可冷藏

158…有些水果切分后冷藏可以放心吃

159…有些水果需要及时冷藏

159…水果冷冻后可以当甜品

159…有些水果容易产生酒味

160…水果干可以冷冻保存

160…冷冻果干取出后要避免吸潮

网友问答

161…1. 西瓜低血糖负荷（GL），可以多吃吗

162…2. 吃西瓜能帮助补钾吗

163…3. 切开后隔夜的西瓜能不能吃

1

五谷杂粮，
每天谷物不可少

哪些食材
可以当主食呢

🍚 精白米面属于精制粮食

我们日常所吃的主食，绝大多数都是白米白面制作的：白米饭，白馒头，白面包，白面条，白面烙饼，白面做的饺子、包子，白面做的糕点、饼干，白米或白糯米做的米粉、米线、米糕、年糕、粽子、汤圆等，白米白面都属于精制的粮食，其中70%以上的维生素和矿物质已经损失掉了，营养价值相对较低，膳食纤维含量较低。

❓ "谷物"和"粮食"有什么不同

严格来说，"谷物"（cereals）指的是禾本科植物的种子，其中包括水稻、小麦、大麦、燕麦、小米、玉米、高粱等常见的食材。"粮食"（grains）则是一个广义的概念，它包括各种能够制作主食的食材，包括富含淀粉的杂豆类，以及禾本科以外的含淀粉种子。广义的粮食甚至包括了土豆、红薯等其他可以部分替代主食的食材。

全世界的营养专家都在提倡吃全粮（whole grains），因为它们的健康效应已经得到大量研究结果的证明。但因为粮食中以谷物为主，所以这个词通常被翻译为"全谷物"。

大部分"粗粮"是全谷物

上文提到，全粮这个词语包括了除谷物以外的其他未精制的含淀粉种子，那么，什么是全谷物？全谷物和粗粮、杂粮这些词语的意思是否一样呢？

严格来说，全谷物是脱壳之后没有精制的谷物种子。大部分粗粮都属于全谷物，比如小米、大黄米、高粱米、各种糙米（包括普通糙米、黑米、紫米、红米、绿米等各种颜色的稻米种子）、小麦粒、大麦粒、黑麦粒，也包括已经磨成粉或压扁压碎的粮食，比如全麦粉、燕麦片。只要不把种子外层的粗糙部分和谷胚部分去掉，保留了谷物种子原有的营养价值，都属于全谷物产品。

有些"粗粮"并不是全谷物

有些粗粮并不属于全谷物，比如说很多玉米产品（玉米面、玉米糁等）属于粗粮，但其中的玉米胚已经去掉，表面的那层种皮也去掉了，所以它们不能称为全谷物。虽然膳食纤维和钾的含量比白米高，但充分煮熟之后的血糖指数并不低。

直接啃玉米棒子，也未必能吃到全谷物。因为很多人在啃的时候，把白色的谷胚和一部分透明的种皮留在了玉米棒子上，没有得到全部的营养，所以不能称为全谷物。如果啃得很干净，就得到了玉米种子的所有营养。

？ 胚芽米和糙米有什么区别

糙米是水稻脱壳之后直接食用的产品。它是一粒完整的种子，带着水稻种子全部的营养成分，但因为有种皮，表面特别致密，不容易吸水，煮饭之前需要先浸泡2～3小时，充分吸水之后才能煮。煮出来的口感也比较弹牙，不可能像白米饭那么软糯，需要认真咀嚼才能消化。

胚芽米不是白米，也不是糙米。它是介于两者之间的食物。在碾磨的时候，把外层太硬的种皮磨掉，但保留了营养价值最高的谷胚部分。这样，去掉外皮的米粒容易吸水，同时膳食纤维含量比白米稍微高一点，B族维生素的营养价值也高很多，还有少量的维生素E和锌元素。

？ 黑米、紫米和紫糯米是不是一回事

稻米的种子，因品种差异，种皮有多种颜色，就好像人类有不同肤色一样。因为没有磨掉有色的种皮部分，所以黑米和紫米都属于糙米。只不过，日常所说的黑米，往往是"黑籼米"或"黑粳米"，分别属于长粒的籼米类型（泰国米那种）或短粒的粳米类型（东北米那种）；而紫米往往是指比较黏的有色糯米品种。这是因为我国的紫红色糯米负有盛名，颜色为深紫红色，口感软糯香甜。当然，黑色的糯米也有，只是较少见。

黑色、紫红色的有色糙米，无论是什么类型，**B**族维生素、矿物质和膳食纤维的含量都比精白大米高得多。不过，因为黑籼米和黑粳米煮出来比较有嚼劲，餐后的升血糖速度比白米饭慢；而紫糯米是糯米类型，其中的淀粉几乎全部是支链淀粉，浸泡之后再煮成饭，餐后升血糖速度很快，完全不逊色于普通白米饭。所以，需要加强营养的人可以选择紫糯米，而需要控制餐后血糖的人选择黑粳米或黑籼米更合适。

? "野米"也是一种大米吗

有些朋友问，现在有"野米"出售，是超长粒的米，还是深色的，这是什么植物的种子？其实这种野米在古代就有，被称为"菰米"。它也是水稻大家族中的一员，只是和日常我们吃的稻米亲缘稍微远一点儿。

广义来说，菰米属于全谷物的一员，它不会被磨成精制谷物，而是整粒食用的。作为一种特殊的糙米，菰米蒸煮之后抗性淀粉比其他糙米更多，血糖指数为54，比普通糙米还要低。同时，它的**B**族维生素和矿物质含量比白米高，富含抗氧化物质、膳食纤维和植物固醇，适合高脂血症、脂肪肝、糖尿病患者食用。

? 莜麦真是燕麦的一种吗

是的。莜麦属于"裸燕麦"，而国外进口的燕麦多属于"皮燕麦"。它们都属于燕麦，只是品种类型有所差异。就目前所发表的研究来看，国产莜麦的营养价值和保健价值完全不低于进口燕麦，甚至一些品种在保健成分方面更有优势。

无论是莜麦还是皮燕麦，都适合高脂血症、糖尿病患者和减肥人士作为主食食用。用莜麦面做的莜麦面条、莜麦卷、莜麦鱼鱼等小吃，也都是适合三高人士食用的优质主食。莜麦面还可以添加到普通小麦面粉当中，提升面食的营养价值。

各种杂豆不属于谷物，但能当主食吃

除了能榨油的大豆之外，其他富含淀粉的豆子都属于"杂豆"。杂豆虽然不属于谷物，但是没有经过精磨，整粒食用，也可以当主食吃，属于"全粮"中的一类。它们的好处和全谷物是类似的，甚至对控制血压、血脂和血糖更有利。比如红小豆、绿豆、各种颜色各种大小的芸豆、鹰嘴豆、干豌豆、干蚕豆等，用它们代替一部分精白米、白面粉作为主食，是非常健康的选择。

这些是"假谷物"，是很不错的主食

前面提到，谷物通常是指禾本科植物的可食用种子，而假谷物（pseudocereal or pseudograin）是指那些和谷物类似，富含淀粉，蛋白质含量也和谷物相近或略高，可以当主食吃或可以部分替代主食吃，但却和传统谷物没有植物学上亲缘关系的植物种子。藜麦、荞麦和苋菜籽是国际上公认的假谷物。

理论上说，中国传统食用的芡实、去心莲子等植物种子，也都可以算在假谷物的范畴当中，它们的营养成分和谷物相近。只有薏米（薏苡仁）比较独特，它是禾本科薏苡属植物的种子，但很少有人知道，它居然是货真价实的谷物。

一般来说，假谷物是以全谷的形式食用的，其营养价值远高于精白米。

高淀粉种子　干莲子、芡实、银杏之类的食物都是高淀粉食材，淀粉含量和粮食不相上下。比如说，莲子中淀粉含量高达**70%**以上，蛋白质含量为**12%**左右，含有除维生素B_{12}以外其他各种B族维生素。它们升高血糖的速度都比白米白面慢，若少量替代部分主食，对糖尿病患者有益无害，甚至有助于减肥，但如果用它们当三餐外的零食，是不能减肥的，甚至会增肥。银杏、芡实和莲子含有一些特殊的药用成分，这些是粮食所没有的。所以，它们不能大量吃，如果要吃的话，只能少量食用。

莲子　莲子是睡莲科植物的种子。嫩莲子是可以直接生吃的。

如果发现有些莲子生吃嫌老了，可以剥开，直接蒸熟再吃。什么调料都不放，微绵而多汁，清香又可口。莲心可以去除也可以保留，看自己的需求。怕苦就去掉，喜欢微苦的清新感觉就留着。如果是用干莲子做杂粮粥、杂粮饭，需要提前用清水浸泡放入冰箱冷藏，再与其他杂粮一起煮。袋装的即食莲子还可以当备荒零食。

藜麦　藜麦是藜科植物的种子。藜麦虽然营养成分和谷物差不多，但却和其他谷物没有亲缘关系，不是禾本科植物。藜麦营养价值不错，但也谈不上"超级"，很多指标和小米相当，但在膳食纤维和蛋白质方面更优秀。藜麦可以当主食，混在大米小米里吃比较好。如果对小麦过敏，是可以吃藜麦的。藜麦外层含有较多皂苷类物质，有特殊味道，需要先洗几遍再煮。藜麦的消化速度较慢，消化能力较弱者可以把藜麦和大米混合烹调食用，要少吃。

荞麦　荞麦是蓼科植物的种子，也不属于禾本科植物，不含有面筋蛋白，小麦过敏者可以吃。正是因为不含面筋，所以单用它做不成面包、馒头、包子、饺子等面食。不过，它比白面粉更适合糖尿病、高血压患者吃。可以把它按20%或者更高些的比例掺到普通面粉里，做成荞麦馒头或者荞麦发糕。也可以混合之后做成荞麦面条或者荞麦粑粑。黑苦荞算粗粮。理论上黑色的粮食品种比浅色的品种难消化些，血糖指数应当是更低的。

薯类也能当主食，别吃太多

薯类包括马铃薯（土豆）、红薯、紫薯、山药、芋头等，适合减肥、控制三高的人群食用。蒸熟的薯类和熟大米饭相比，热量密度较低（只有铁棍山药和熟米饭相当），膳食纤维含量比较高。它们也会稍微降低消化吸收率，增加排便量，有利于预防便秘。

但是，除了土豆之外，按干重计算，薯类蛋白质含量低于米面等粮食，所以不能用它们替代全部米面主食。比如说，如果用红薯来替代部分米饭，那么在吃同样重量的情况下，得到的维生素C会增加，膳食纤维会增加，但淀粉会减少，蛋白质摄入量会大幅度减少，所以需要额外再增加蛋白质食物的供应才能保证营养平衡。

哪些属于"纯淀粉食物"

所谓纯淀粉食物，就是那些以谷物、薯类、豆类或其他富含淀粉的食材为原料，去掉其中的蛋白质和膳食纤维，留下比较纯粹的淀粉组分，制作出来的食物。比如粉条、粉丝、粉皮、凉粉、米皮、藕粉、荸荠粉、葛粉之类，这些纯淀粉食物往往是深受欢迎的民间小吃和菜肴配料。

按干重来算，这些食物的碳水化合物含量通常在90%以上，其中蛋白质、维生素、矿物质、膳食纤维绝大部分都去掉了，是货真价实的纯淀粉类，营养价值很低。作为小吃偶尔吃一点，或者当配菜的时候用一点，都没问题，但是作为主食来吃，营养价值就太低了。

吃全谷杂粮
有哪些好处

吃全谷杂粮能增加营养供应

同等重量、同样能量的情况下，全谷物可提供相当于白米3倍以上的维生素B_1、维生素B_2和钾、镁等。比如说，精白面粉和全麦粒相比，维生素B_1的含量只有全麦的1/4。又比如说，大米和小米相比，钾和铁的含量只有小米的1/5。所以，吃粗粮（全谷物）能让人们在吃饱的前提下得到更多的营养素。

> 胃肠不好的人千万不要因为它们"粗糙"的外表而拒绝食用。其实只要选择好种类，提前浸泡，和白米搭配食用，用电压力锅烹调，消化系统的负担并不大，甚至会感觉很舒服。比如小米、大黄米、高粱米、糙米、藜麦、绿豆、鹰嘴豆等食材，在煮成八宝粥等软烂粥类食用时，多数人并不感觉难消化。

吃全谷杂粮能摄入更多的防病保健成分

全谷杂粮中不仅含有较多的膳食纤维和多种维生素，还含有更多的抗氧化物质。表皮红色、紫色、黑色的杂粮是花青素的好来源，而黄色的全谷杂粮含有类胡萝卜素，大麦和燕麦中还含有丰富的β-葡聚糖。这些物质各有健康益处，如有利于预防癌症、冠心病，帮助控制餐后血糖和血胆固醇，减缓眼睛的退行性病变等。白米白面中的保健成分则微乎其微。

不吃全谷杂粮，膳食纤维难达标

全谷杂粮、豆类、坚果、蔬菜、水果，包括蘑菇、海带等菌藻类，都是膳食纤维的来源。动物性食品几乎是没有膳食纤维的，精白米和白面粉做的食物膳食纤维也是微乎其微的。一般来说，如果你不吃全谷杂粮，仅仅靠蔬果和坚果，膳食纤维能达到每日25克推荐量的可能性微乎其微。

全谷杂粮膳食纤维含量高，有助于降低肠癌的发病风险

人们都知道全谷杂粮中膳食纤维总量多，而且含有数量不同的葡聚糖和阿拉伯木聚糖等功能性膳食纤维成分，烹调后含有的抗性淀粉也比较多。同等重量的食材相比较，把部分白米白面换成全谷杂粮，可以提供更多的膳食纤维和抗性淀粉。它们不仅能帮助清肠通便，对便秘的人很有帮助，而且在大肠中能够促进益生菌的繁殖，改善肠道微生态环境，有助于降低肠癌的发病风险。

全谷杂粮餐后血糖上升缓慢，糖尿病患者最宜食用

越是精白细软的主食，血糖升高得就越猛烈。即便是同样多的淀粉量，因为吃全谷豆类需要更多地咀嚼，消化速度慢，餐后血糖就比较低，能减少胰岛素的需要量。糖尿病患者宜选择各种杂豆、燕麦、大麦、糙米等混合制作的主食（可加入部分白米白面），餐后血糖会比较容易控制，也不太容易出现饥饿感和低血糖的情况。

吃全谷杂粮饱腹感强，喝粥也不饿

杂粮豆粥吃一碗很饱，很长时间不会饿。而同样能量的白米、面包等吃起来速度快，饱腹感差，很容易感觉到饿，结果是不自觉地让身体摄入了更多的热量。要想长期减肥，就需要控制膳食能量，同时维生素、矿物质等营养素一样都不能少，又不能明显感觉饥饿。既然如此，何不选择等能量情况下饱腹感更强、营养更丰富的杂粮豆粥呢？

吃全谷杂粮有助于预防肥胖

多项研究证明，日常吃全谷食物较多的人，随着年龄的增长发胖的概率比较小，而只吃精白米、精白面的人，中年发福的概率非常大。吃全谷杂粮需要认真咀嚼，不容易饮食过量，而且餐后血糖上升缓慢，胰岛素需求量小，有利于抑制体内从葡萄糖合成甘油三酯的过程，并有利于血液中的脂肪酸分解供能。

全谷杂粮抗性淀粉多

因为全谷杂粮相对来说消化吸收较为缓慢，抗性淀粉比例略大一些，而且含有植酸等抗营养物质，所以和白米白面相比，吃同样的量而身体得到的热量比较少。换句话说，算出来的热量一样，实际被身体用上的热量比较少，就等于少吃了一些主食。同时，全谷杂粮需要咀嚼，饱腹感强，容易控制数量，不小心吃过量的风险比较小。对于日常食量大、消化能力强的人来说，全谷杂粮这个特性是优点，能在不觉得饥饿的前提下减肥，也有利于改善肠道菌群环境。

吃全谷杂粮能有效预防饭后困倦

很多人有这样的体会，午餐饱食白米饭加红烧肉之类的快餐盒饭之后，会感觉身体特别慵懒，大脑变得迟钝，甚至困倦想睡觉。你可能会奇怪，觉得饭菜并不油腻，消化也不难，为什么吃完之后感觉疲倦？

这是因为，大量精白细软的主食进入胃肠道后，会迅速分解为葡萄糖进入血液，导致胰岛素水平快速升高，而胰岛素高水平可能是人体餐后困倦的原因之一。如果把一部分白米饭、白馒头等换成全谷杂粮，降低血糖指数，餐后的困倦感往往会得到改善。

吃全谷杂粮能保障体力和思维能力

B族维生素对于神经系统的高效工作和保持充沛的体能都非常重要，特别是维生素B_1。猪瘦肉富含维生素B_1，但它同时含有较多饱和脂肪和胆固醇，每天只能少量食用；因为害怕发胖，很多女性不敢多吃主食和肉类；因为害怕血糖和血脂升高，很多三高患者也不敢吃主食和肉类，这就会大大减少维生素B_1的供应。

所以，在膳食中，维生素B_1最实用的来源就是全谷物、豆类和薯类。在碳水化合物总量合理的前提下，常吃部分杂粮主食的人精力充沛，不容易疲劳。

吃全谷杂粮能帮助平衡激素水平

研究发现，身体偏胖的女性更容易患上乳腺增生和子宫肌瘤，乳腺癌的发病风险也较大。而平日吃全谷杂粮较多的女性，在同样条件下体脂含量较低，对预防以上疾病有益。同时，吃全谷杂粮能获得更多膳食纤维，也有利于降低膳食中胆固醇的利用率，避免雌激素等固醇类激素水平过高。一些轻度乳腺增生和经前期乳房胀痛严重的女性，在改吃全谷杂粮并增加运动量之后，往往可以减轻甚至消除症状，逆转增生趋势。

吃全谷杂粮能帮助改善皮肤质量

以全谷杂粮为主食，一方面能获得膳食纤维，使肠道排泄通畅，另一方面能够平衡性激素水平，同时还能提供丰富的**B**族维生素，降低血糖指数，从而减少面部皮肤出油过多、长痘、开裂、发生脂溢性皮炎等情况，使皮肤逐渐变得光洁平滑。

淀粉豆类能防肥胖、控三高

国产的红小豆、绿豆、各种颜色的芸豆等都属于淀粉豆类，和国外的小扁豆、鹰嘴豆一样，都能起到帮助控制血糖、控制血压、控制血脂、增加饱腹感、预防肥胖、改善营养平衡等多方面作用。按目前研究证据，每天只需吃50克左右豆类（干重）就能有作用。

你知道怎么选购主食吗

买杂粮，优先选择真空小包装

购买全谷杂粮时，最好选择真空小包装。如果买超市散装杂粮，一次不要多买，买500~1000克就好。一方面，散装粮食更容易生虫，因为蛾子可以随便飞进去产卵；另一方面，直接暴露在氧气中，更容易氧化变味。

小包装的品牌杂粮产品，通常会有固定产地，有原料品质控制标准，并经过了多道加工程序，混在粮食里的虫卵和灰尘大部分被除去了。如果有绿色食品标志或有机食品标志，安全性就更为理想了。包装抽去氧气之后，能减少霉菌生长，也能延缓氧化变质的速度。

挑选糙米时闻闻味道

糙米是保留种皮的完整去壳稻谷。因遗传差异，种皮有黑、紫、红、绿、黄、褐等不同颜色。比如黑米就是黑皮糙米。普通糙米是淡黄褐色的，但有点发绿或褐色较浓也是正常情况。所以，选择糙米时，关键不是看颜色，而是闻味道。糙米的外层部分含不饱和脂肪，容易氧化变味，多少都会有一种"米糠味"。变味不太严重，就说明比较新鲜。建议优先选择真空包装的产品。

? 发芽糙米饭更有营养吗

糙米属于全谷，它的维生素B_1、维生素B_2、钾等营养素的含量是精白米的2～3倍，膳食纤维含量也是精白米的几倍，是非常值得吃的。轻微发芽情况下，蛋白质和碳水化合物变化不大，而植酸含量降低，矿物质利用率会升高。因此，吃发芽糙米饭是有利于增加营养素摄入的。

由于减少了植酸，烹调恰当还能改善口感，因此很适合老人、孩子和消化能力弱的人群食用。

? 有色糙米是染色的吗

由于基因不同，稻米有不同颜色的表皮，就像人类有不同的肤色一样。黑色、紫色、红色、绿色、浅色（其实是淡褐色或淡绿色）是指稻米的表皮颜色，而里面往往是白色的。有特殊颜色的稻米的产量往往比浅色米低一些，微量元素含量高一些，显得比较珍贵。所以日常不会把皮磨掉直接按糙米来销售和食用。

仔细看这些有色品种时可以发现，每个米粒的颜色往往是不够均一的。特别是紫糯米，从淡紫褐色、紫红色到黑色都有，这种效果是很难染出来的。由于糙米的黑色、紫色、红色来自花青素，而花青素易溶于水，所以浸泡的时候会"掉色"，这属于正常情况，无须担心。

？ 想增加营养，买白糯米还是血糯米呢

血糯米是一种比较有名的深紫红色、糙米类型的糯米产品，它在浸泡后特别容易掉色，和白米饭一起煮了之后，连白米饭都被染成紫红色。这类糯性的糙米，含有种子中的全部营养，钾、镁、铁、锌等微量元素含量比普通糙米更高，煮后又很软糯，虽然是糙米，但传统上认为比较适合体弱者作为主食配料食用，可以增加营养素供应。

相比而言，白糯米属于精白米，它和普通精白米一样，都是把籽粒外层部分去掉的精制谷物产品，营养价值不及血糯米等有色糯米产品。不过，糯米本身比普通精白米的蛋白质和维生素含量都稍微高一点，口感柔软，在煮成粥的时候，它的支链淀粉会糊化而变得容易消化。在米饭中加入一点糯米，米饭会更为柔软黏糯。

但是各种糯米的血糖指数都较高，所以无论是白糯米还是紫糯米，都不适合糖尿病患者食用。经过打制制成的各种糯米糕，因为既难以嚼烂不好消化，又会刺激胃酸产生，所以不适合消化系统疾病患者食用。

？ 胚芽米好，还是全谷物好

各种胚芽米/留胚米，是介于糙米和白米之间的稻米产品，就是经过精磨之后，部分去掉外面的糠麸，但完全保留了谷胚部分的产品。比如说，稻米的胚芽米比精白大米多了米胚和部分糊粉层，比糙米少了种皮部

分。与整粒糙米相比，胚芽米的纤维和矿物质含量都要低一些，胚芽燕麦、胚芽大麦等也是一样的道理。

所以，胚芽米和全谷物哪个好，不可一概而论，选择最适合自己的，就是最好的。对于消化能力强的人来说，直接吃一部分全谷物就可以。但对老人、孩子、消化能力较弱的人来说，如果吃糙米和其他全谷物难以接受，那么吃胚芽米可能是一个不错的选择——胚芽米比精磨谷物的营养价值高，又比整粒全谷物容易煮熟，相对容易消化。

❓ 蒸谷米是糙米吗，适合减肥和控糖吗

蒸谷米是一种营养价值比较高的大米产品，它和普通大米一样，都是以稻谷为原料的，但和糙米、胚芽米都不同。

稻米在收获之后，先不脱壳，直接把带壳的谷粒浸泡，并短时间蒸制，让米粒外层的B族维生素、矿物质和抗氧化成分等向米粒内部转移，然后再干燥、去壳并碾磨成大米，就是蒸谷米。所以，蒸谷米不是糙米，但它比普通的白米营养价值高，B族维生素、钾、镁等矿物质含量都比普通白米有所上升。

因为有一些植物色素也迁移到米粒内部，所以它的颜色有点黄，还有一种特殊的味道（蒸饭时加几粒切开的大枣就解决了，和枣味很搭）。此外，它煮熟后的口感略有点弹牙，不如白米饭柔软，所以有些人不喜欢吃。国外对蒸谷米研究得较多，认为它营养价值高，而且血糖指数低，从减肥和控糖的角度来说，是比白米更好的主食。

❓ 麦片、燕麦片哪个更好

"麦片"本来就是个模糊的概念，并不意味着是纯燕麦做的。有些混合"麦片"产品含有小麦、大麦、糙米、玉米等多种谷物，也有些除了熟化的谷物片，还含有水果干、坚果仁、种子仁，甚至有些除了水果干和坚果仁还添加了油和糖。

具体是哪一类，必须仔细阅读产品包装上的"配料表"。如果只想买纯燕麦片，那就要找配料表中除了"燕麦"两个字什么都没有的产品，热量值大概是360千卡/100克（约1500千焦/100克）。如果是那种又香又甜、干嚼吃都特别好吃、一吃就停不下来的产品，那肯定是除了有水果干和坚果仁还添加了油和糖。这一类产品的热量也是最高的，能达到500千卡/100克（约2100千焦/100克）以上。

❓ 红、黄、白、紫色的薯类品种，哪个更有营养呢

白色的品种，淀粉含量最高，而植物化学物质如类黄酮与多酚含量较低，花青素几乎为零，白肉薯类的健康优势不那么明显。

温馨提示：因为白色品种的淀粉含量高，换算成米饭的时候就不能按照4：1了，要按3：1才对。

黄、红色的品种，含有数量不同的类胡萝卜素，包括β-胡萝卜素，对于预防维生素A缺乏症和保护视力具有重要作用。α-胡萝卜素有利于心脑血管疾病和癌症的预防，而叶黄素等不能转变成维生素A的类胡萝卜素有

利于视网膜和心脏的健康。

紫色的品种，其紫色并不是转基因或者染色带来的，而是其中较高含量的花青素造成的，故而紫薯是一种丰富又廉价的花青素来源（花青素性价比是蓝莓的5倍以上）。花青素具有抗氧化、保护肝脏、改善肠道菌群环境等作用，对皮肤和眼睛的健康尤其有益。此外，和白色、黄色的薯类品种相比，紫薯在铁、锌、镁等微量元素含量方面更有优势，类黄酮和总多酚指标也显著高于白色与黄色品种。

？　藜麦有轻微毒性，还能放心吃吗

藜麦种子表层含皂苷比较多，影响消化吸收，对胃肠也有刺激，但很多市售产品都经过了去皂苷处理。以后购买藜麦时可以注意卖家的说明，以及包装上的相关注释。

皂苷是苦味的，还有肥皂般不愉快的口感。如果吃藜麦饭时没觉得有什么不良口味和不舒服的感觉，那么皂苷的摄入量应当不至于过多。

再说，剂量决定毒性，我们很少直接吃纯藜麦，多数情况下藜麦是作为杂粮粥、杂粮饭中的众多杂粮之一食用的，这样风险会更小。

> 皂苷是可以溶于水的。如果买来的是没有经过处理的藜麦，可以先把它好好洗几遍，倒掉黄色的淘米水，这样就减少了皂苷的含量。如果再泡一两个小时，倒掉泡藜麦的水，那么可以通过溶解去掉更多的皂苷，只是同时也会损失一部分水溶性维生素。

❓ 小麦、大麦、黑麦、青稞、燕麦、杜兰小麦，都是麦类吗

大麦、黑麦和青稞都是麦类家族的成员。麦类种子的特点是，它们都含有面筋蛋白，具有良好的黏弹性、拉伸性，可以做成馒头、面包、面条等各种口感诱人的面食。所以，凡是"麸质过敏"（面筋蛋白过敏）的人，这几种是不能吃的。

杜兰小麦实际上是硬粒小麦，它是一类面筋蛋白含量特别高的小麦品种，特别适合用来做成通心粉、意大利面等富有嚼劲的产品。当然，它更不适合对小麦过敏的人。

燕麦和其他麦类的亲缘关系略远一些，面筋蛋白含量很少，拉伸性和膨胀性都差，又含有很多的膳食纤维，所以直接做成馒头和面条有困难。一般来说，要把少量燕麦粉和大比例的小麦面粉混在一起，才能做成各种面食。

荞麦和藜麦虽然名字里都带"麦"字，但其实和麦类没有任何关系。

❓ 全麦粉是由精白面粉加上一些小麦麸皮做成的吗

通常说的全麦，是指没有精磨过，保留麸皮、胚和糊粉层的全粒小麦和全麦面粉，以及由它们所制成的各种全麦食品。

完整的小麦粒，是分层碾磨成粉的。先磨最外层最粗糙的部分，收集起来（麸皮），再磨一层，再收集起来（粗粉），如此层层碾磨，最后是

中间的胚乳部分。如果把所有磨出来的粉一起收集起来，既含有外层的种皮、糊粉层和麦胚，也含有中间的胚乳部分，哪个部分都没有少，而且按照原来的天然比例混在一起，那么这才算是货真价实的全麦粉。若仅仅是白面粉加上一点麸皮粉，缺少麦胚的组分，也缺少外层的糊粉层部分，则不是真正的全麦粉，营养价值要低得多。

我们日常所吃的精白面粉，是把小麦粒外层30%～40%的部分作为麸皮和粗粉去除（用来做动物饲料），用中间最精细洁白的部分磨成的面粉。这种面粉被称为"小麦粉"。换句话说，小麦粉=精白面粉。

因为小麦粒外层部分膳食纤维含量高，会破坏面筋蛋白的连续结构，造成面团筋力不足，所以单用全麦粉做的面食，蓬松度差，拉伸性也差。用精白面粉才能轻松做出柔软可口或者劲道十足的面食。

? 全麦和全谷是一个意思吗

很多人把全麦和全谷混为一谈，然而这是一个常见的翻译错误。全麦的英文是"whole wheat"，而全谷是"whole grains"。

全麦是指整粒的小麦，或者是没有碾磨过的完整麦粒，或者是小麦分层碾磨之后，把从谷皮到内部所有碾磨出来的粉都混在一起的全麦面粉。各国膳食指南中提倡吃"whole grains"，意思是吃各种没有精制过的含淀粉种子，而不是只吃全麦面粉。

前面讲过，"全谷"这个翻译，也不是特别准确，叫"全种子"或"全粮"更为精准。因为，"whole grains"包括了前面说到的藜麦、荞麦之类的各种"假谷物"，也包括了红小豆、绿豆、鹰嘴豆之类的豆类种子。只要是人类可以食用的、富含淀粉的完整种子，都可以叫作全粮。

对小麦过敏的人，要避开这些粮食

对小麦过敏，需要控制面筋蛋白（**gluten**，即所谓"麸质"）的人，要严格避免食用一切含有小麦粉（面粉）的食物。无论是全麦面粉还是精白面粉，都要远离。通心粉和意大利面也不能吃。

特别要小心的是，很多食品是加入面粉制作的，都要远离。比如，油炸食品往往要"裹面糊"来炸；一些丸子会加入面粉制作；一些所谓的"早餐麦片"中不仅仅是燕麦片，还会加小麦片、黑麦片、大麦片等配料。

大麦、黑麦、青稞、斯皮尔特小麦之类都含有面筋蛋白，对小麦蛋白过敏的人都不能食用。燕麦（包括莜麦）也属于麦类。燕麦与小麦的亲缘关系远一点，面筋蛋白比较少。如果过敏情况不严重，可以尝试吃。如果发现有不良反应，则燕麦也要避免食用。

对小麦过敏的人，主食还有很多别的选择

对小麦过敏的人，还有很多其他选择。比如大米（包括糙米、红米、紫米、黑米等）、小米、大黄米、高粱米、玉米、薏米等不含面筋的谷物都可以吃。荞麦、藜麦都不是麦类，它们分别属于蓼科和藜科，和小麦没有任何亲缘关系，所以都可以吃。各种薯类（包括土豆、红薯、黄薯、白

薯、紫薯、山药、芋头）也可以吃。还有杂豆，如红小豆、绿豆、各种芸豆、鹰嘴豆、干豌豆、干蚕豆、小扁豆、羽扇豆等，可以配合大米、小米，做成豆饭、豆粥当主食吃。

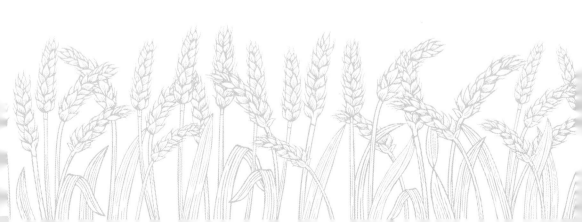

主食烹调也很关键

烹调全谷物和豆类，要巧用厨房电器

人们对食用全谷物和豆类的顾虑，主要在于口感粗、烹调难。其实这个问题完全可以用烹调电器来解决。

用豆浆机把全谷物和豆类打成糊，口感非常好，比煮大米粥还要方便。用电压力锅或者有杂粮饭/杂粮粥程序的电饭锅来煮八宝粥、杂粮饭，和用电饭锅煮米饭也没有什么区别，只要加入杂粮，加入水，按一个按钮就可以了，但营养价值和白米饭、白米粥完全不同。

如果烹调比较难煮的豆类和燕麦粒，不妨先把它们放在电压力锅中，再预约几小时后开始煮饭，让它们提前泡一下再煮就会更细腻软烂、香气浓郁。在秋、冬、春比较凉爽的季节里，晚上睡前预约好煮饭时间，早上起来就能吃到热乎乎的杂粮粥了。

简单好吃又营养的杂粮饭之一

大米1份、小米1份、藜麦1份，即1∶1∶1，各占1/3。不需要提前浸泡，都是比较好熟的食材，直接放进电压力锅中即可。

加水量是粮食总重量的**1.6倍**。也就是说，**200克混合米，需要加320克水**。然后，选择"精华煮"模式。煮好后等压力降到一个大气压，就可以开盖食用了。

杂粮饭刚煮好时是最好吃的，时间长了就会逐渐回生硬化。如果一次吃不完，要赶紧放在保鲜袋或保鲜盒中密闭冷冻起来。冷冻状态下杂粮饭不会变硬。拿出来之后再蒸一下，口感柔软如初。

全谷杂粮也不是吃得越多越好

全谷杂粮虽好，但也不是吃得越多越好。部分女性日常食量小，消化能力弱，如果长期吃大比例的全谷杂粮，不仅加重胃肠负担，还有可能造成实际上的主食摄入不足，成为一种变相的节食。这样就会导致热量摄入不足，营养缺乏，使人感到不满足、易疲劳，甚至导致女性的月经推迟甚至停经等问题。所以，最好用全谷杂粮和白米白面搭配食用，并选择合适自己的全谷杂粮品种，做到粗细搭配、营养均衡。

消化不好也能吃全谷物和薯类

消化不好的人可以优先选择小米和糙米作为全谷食材，选择山药、芋头、红薯、土豆作为薯类食材。循序渐进，从少到多逐渐添加。放1/3杂粮、2/3白米的杂粮饭，或者米饭表面放一些山药片、红薯丁、土豆丁，也比全是白米的米饭营养好。

煮粥时在大米中加一些小米，加一些燕麦片，口感会更好，营养也会有很大改善。加点切开的枣，加点红薯丁或南瓜丁，会更好吃。消化能力较差的人，薯类可以多选山药、芋头等对肠道较为友好的品种，建议先不要选择紫薯，也不要吃很多玉米。红薯、土豆和米饭混着吃，身体更容易接受。

消化能力太弱，试试简便又温和的二米饭

因为每个人的消化能力不同，主食选择也需要因人而异。有些人可以全吃燕麦、藜麦、红小豆等全谷物和杂豆类而没有任何不适，有些人能接受吃一半杂粮一半大米白面，有些人可能在全谷物和杂豆类里也要选择比较容易消化的品种。

对消化能力弱的人来说，推荐大米小米饭（小米可以提前泡，也可以不泡）、大米糙米饭（糙米需要提前泡2～4小时）。小米和糙米，虽然淀粉含量和大米差不多，但是维生素B_1、维生素B_2和矿物质的含量是大米的2～3倍，甚至更多，在杂粮饭中相对容易消化，口感也比较好，用普通电饭锅就可以煮出来。如果消化能力实在太弱，可以用电压力锅的"杂粮饭"功能来煮二米饭。只是这样口感会太软，适合消化不良的人用来补营养，不适合用来控血糖。

⌣∥ 土豆的健康吃法

方法1：直接把没加油的土豆当饭吃，比如把土豆切成丁和米饭一起蒸熟，而不是在主食之外再加土豆烧牛肉之类的菜肴和炸薯条之类的零食，避免碳水化合物总量增加。如果吃了含土豆的菜，就要减少主食的摄入量。

方法2：选择较为脆口、不那么细腻绵软容易煮烂的土豆品种。脆口说明细胞壁结构比较"结实"，不容易煮烂说明淀粉的糊化温度高。

方法3：烹调土豆时最好少放油，和动物性食品一起烹调时先去掉汤表面的油，再把土豆放进去煮，避免土豆吸入过多油脂，以便保持它高饱腹感的优势。

方法4：烹调土豆时留一点咀嚼口感，不要煮得过软。

方法5：吃土豆的时候，适当加一点醋来配合，可以延缓餐后血糖上升速度。

方法6：把土豆和牛奶、豆制品一起混合食用，有利于延缓消化速度，降低餐后血糖指数。

吃全谷杂粮要循序渐进

对于消化能力较弱的人来说，一下子把所有食材从白米白面换成全谷杂粮，可能会造成消化系统的不适应，特别是容易因为碳水化合物消化率下降而出现胀气问题。这种情况也不难解决，用慢慢添加的方式就可以了。

例如，煮大米粥时添加一些速煮燕麦片，煮大米饭时加一把小米，早饭时用一杯五谷豆浆替代白米粥，等等。

做杂粮饭和杂粮粥时，先小比例添加全谷杂粮，比如4份白米配1份燕麦或藜麦。等到肠道菌群逐渐改变，能够处理更多的膳食纤维、低聚糖和抗性淀粉时，胃肠就能够顺利接受更大比例的全谷杂粮。这时，提升到3份大米配1份全谷杂粮的比例。再过一段时间，如果消化道适应了，再提升到2份白米配1份全谷杂粮，乃至一半白米一半全谷杂粮。在这个过程中，你会体验到自己的消化能力逐渐增强，体能逐渐增加，精力逐渐充沛。

杂粮饭中添加豆类时，可以煮两遍

红小豆、绿豆、芸豆、干豌豆、鹰嘴豆等各种杂豆富含慢消化淀粉和抗性淀粉，即便煮到柔软状态，仍然保持较低的血糖指数，适合需要控制血糖的人食用。由于这些豆类食材有良好的饱腹感，所以也很适合减肥人士食用。吃豆米混合饭，不仅能获得更多的蛋白质和钾，而且口感令人惊喜。

豆类质地坚实，不易煮熟，但烹调方法也很简单。例如，先把红小豆单独用电饭锅的"煮饭"功能煮一遍，然后捞出来，分成几份冷冻起来。制作红小豆大米饭时，取出一份冷冻红小豆，和大米一起放进电饭锅煮一遍。煮豆子的汤可以作为饮料，也可以在煮饭时一起加进去。经过两次烹调，豆子的口感就会变得沙软可口了。

烹调杂粮时，不要加太多糖和油

有些朋友在吃杂粮食物的时候，总感觉这是小吃，喜欢放点油放点糖。比如吃八宝粥、紫米粥，就要加白糖；喝五谷豆浆，也要放糖；吃荞麦馒头，要加点红糖；吃玉米饼，也要加点糖。又比如吃荞麦面、莜面卷，要用加好多油的卤汁来配着吃；做个全麦面包、全麦饼干，要加好多黄油。如果经常这样吃杂粮，则难以从全谷杂粮中获得足够的好处。

主食的储存方法

夏季科学储粮

在打开真空包装之后，要趁着新鲜赶紧吃完。如果判断不能尽快吃完，可以先装在隔水密闭的袋子里，放入冷冻室里冷冻两周，因为虫卵经过冷冻之后，就不太容易孵化成幼虫了。然后取出来，不开袋，放一天平衡到室温（否则就会有水凝结在表面，易受潮长霉）。然后转移到密闭容器中，如密封罐、密封瓶、可乐瓶等。每次取的时候倒出来一部分，立刻封盖拧严，不让虫子有进入的机会，也不让水汽进入，避免吸潮长霉。

全谷物储存要求更高

和白米白面相比，全谷物对储存条件的要求更高，这也是商家更愿意制作和储存精制粮食的原因。比如带糠皮的小米就比精磨小米更不好保存。它容易氧化变味，失去香味，甚至陈化后变苦。可以一次少买点，购买后尽快吃完。人口少的话，建议购买1千克以内的小包装全谷物。

薯类存放各有不同

买来土豆之后，一定要冷藏。土豆冷藏只要温度不到零下就好，冷藏、避光能够保持它不发青、不发芽，龙葵毒素含量就微乎其微。但是如果将土豆放在室温下，再有光照，它就会快速发青发芽，毒素含量迅速升高。

相比而言，红薯、紫薯就不能冷藏，它们在冷藏温度下会发生冻害。它们需要存放在阴凉的室温下，十多度的温度比较合适。它们都需要注意避光，防止发芽。虽然红薯、山药等薯类发芽不会产生有毒有害物质，但会导致薯块口感变差，营养价值下降。

让红薯干不发霉的办法

希望红薯干长期在室温下存放不发霉有**3**个方法。

1. 做得特别干硬。
2. 放糖或加盐，帮助抑制微生物繁殖。
3. 加入防腐剂。

如果这3种方法都不选择，那就做成无添加又不干硬的产品，只能缩短保质期，或者尽快冷冻储藏。

买来柔软可口的红薯干之后，取出两天内食用的量，放在冷藏室里。其余分小包装放入冷冻室。吃之前取出来，提前放入冷藏室自然缓慢化冻。然后取出来，室温平衡1～2小时，等它暖到室温，打开袋子吃就可以啦。

？ 馒头、米饭可以冷冻吗

馒头、米饭等主食做好后，放在冰箱里保存会很快变得干硬，时间长了还容易长霉。为方便起见，一次多做一些之后，需要分包冷冻保存。每次吃多少就取出来多少，蒸几分钟就可以了，口感新鲜如初。不要一次取出来太多，宁可不够吃时再取一份。

其实只要是含淀粉的食物，不论是馒头、米饭，还是红薯、土豆、山药、芋头、藕等，全都适合分装冷冻保存。每次取出一份食用。取出后不化冻直接蒸热，也可以在冷藏室里自然解冻或用微波炉解冻，然后烤热再吃也可以。

面包、饼、发糕、花卷、包子、饺子等所有做熟了的淀粉类主食，都可以用冷冻的方法来长期保存。注意要包装在不透水汽的容器或保鲜袋里。冷冻储藏的主要问题是水分析出，使食品变干变硬，风味变得不新鲜，但不会腐败变质。

？ 米饭和杂粮饭冷藏或冷冻之后，热量会降低吗

冷藏之后，淀粉会发生"老化回生"，抗性淀粉增加，消化率下降。即便再轻微加热，热到70~80摄氏度（很烫手的温度），也不能完全逆转抗性淀粉增加的情况。所以，理论上来说，身体实际得到的热量是下降的。对控血糖而言，吃剩饭可以延缓血糖上升的速度；但对消化能力弱的

人来说，吃剩饭可能会增加胃肠消化负担，造成消化不良。

如果把冷藏之后的饭添加少量水用微波加热，或放在蒸锅上重新加热，达到糊化温度以上，则可以逆转淀粉的状态，消灭大部分因冷藏而产生的抗性淀粉。

然而，冷冻却不存在这个问题。冷冻时，淀粉分子不能相互靠近，因此不会产生更多的抗性淀粉。冷冻之后取出来，重新加热食用，仍然和刚煮成的饭相似。如果再重新蒸热到糊化温度以上，会比原来更容易消化吸收。

主食食材的
相互换算和替代

？ 轻体力活动的成年人，每日要吃多少主食

在2022版中国居民膳食宝塔中，把谷物和薯类分开了。轻体力活动的成年人吃谷类食物的正常量为200～300克干粮食（食堂里所谓的4～6两饭）。100克生大米在加水蒸熟之后，就是"2两饭"，约相当于10厘米直径的碗满满一碗。其他粮食（如面粉、玉米、小米、高粱米等）和大米的淀粉含量接近，都在70%～80%之间。红豆、绿豆之类的淀粉含量是60%左右，它们的蛋白质含量比大米高些，热量相似。等量替换即可。

医生和营养师所说的主食量，都是指生重

如果没有特殊说明，医生和营养师所说的所有主食量，都是指烹调前的生重。对米饭来说，100克生大米煮出来的饭，就是"2两饭"。

对食堂厨师来说，在烹调主食之前，肯定会提前计算需要放多少粮食原料，不可能随意添加原料，然后做好了再去称重。原料的重量是确定

的，而成品的重量则是不确定的。

比如说，如果把100克大米煮成粥，到底有多重？这就要看你加入了多少水。加水越多，体积和重量就越大。所以，一切营养食谱，除非特别注明，否则食材标注的数量都是按食材烹调前的生重计算的。

? 生大米和米饭的量怎样换算

100克干大米煮出来是230～250克熟米饭，而不是100克熟米饭。别忘了，煮饭时是要加水的！所以，在计算热量和营养素时要注意区分食物重量是生重还是熟重，否则在营养食谱设计时会出现严重误差。

标准的1碗米饭是100克生米，熟重为230～250克。如果每餐吃100克熟米饭，换算成生大米就相当于约40克。若每餐主食按这个量摄入，极易造成营养不良。

? 糯米和普通大米，煮成饭是一样多的吗

按烹调前生米的重量来算，糯米的热量和普通大米差不多。但是按烹调后的干饭来算，糯米热量略高于大米。这是因为糯米吸水少。100克糯米煮成饭，大概吸入100克水，普通粳米（东北大米）大概吸入130克水，而籼米（南方长粒米）大概吸入150克水。

按同样多的碳水化合物来评估，糯米饭比白糖、大米饭的血糖指数都要高，它的血糖指数几乎是所有主食中最高的。

按同样热量值来比较，糯米的饱腹感略低于普通米饭。它还有一个比

较神奇的特性，就是晚饱效应。因为按同样热量来比，糯米饭的体积较小，刚吃进去的时候不觉得饱，很容易吃过量；但吃完20分钟之后，因为血糖迅猛上升，会让人感觉到非常饱。所以，吃糯米饭和其他糯米食品的时候，一定要注意控制数量。

❓ 米饭和馒头的量怎样换算

理论上说，米饭和馒头及其他粮食类制品，应当按生重来换算（粮食原料的碳水化合物含量差异不太大）。

500克面粉做成家庭自制的馒头，大概要加250克水。500克东北大米煮成米饭，大概要加650克水。按面粉和大米的碳水化合物含量同为75%来计算，则100克馒头的碳水化合物含量是50克，100克熟米饭的碳水化合物含量是32.6克。所以：

100克馒头=153克熟米饭

100克熟米饭=65.4克馒头

不过，市售的馒头因为要有更长的保质期，所以水分含量会再低一些，**500克面粉约加200克水。**

为了方便起见，可以记住这样一个换算公式：

100克熟米饭=约40克生大米=约40克生面粉=约60克面包或较干的馒头

至于面条，就比较难说了，要看你煮到多软，水分多大。

❓ 红薯、玉米和米饭的量怎样换算

按《中国居民膳食指南（2022）》的建议，除了谷物之外，轻体力活动成年人每天还要吃50～150克的薯类。如果不吃薯类的话，则需要增加谷物总量。

主食之间互相换算时，一般是按碳水化合物含量来算的。也可以按热量换算，因为谷薯类的热量主要来自碳水化合物。

生红薯和生大米可按4：1进行换算（400克红薯=100克生大米）。这是因为生大米的淀粉含量在75%左右，而鲜食红薯多在15%～20%之间，其具体含量受品种差异、栽培方式、成熟度差异等因素的影响。

熟红薯和熟米饭可按5：3进行换算（100克红薯=60克熟米饭）。这是因为500克生大米加水后能煮出1150～1250克米饭，而红薯本身就含较多水分，蒸熟之后重量变化很小。即使用烤制的方法，表面水分有散失，但中间部分的水分损失不大。

干玉米/玉米面/玉米糁和生大米可以按1：1换算（100克干玉米=100克生大米）。干玉米的淀粉含量在75%～80%之间，和生大米、干面粉的差异不太大。

其实所有干（生）粮食之间都可以按1：1换算，如大米和小米、大米和面粉、大米和糙米、大米和荞麦、大米和薏仁米等。

鲜玉米最为复杂，因为不同品种、不同采收成熟度的甜玉米、糯玉米的含水量差异很大，所以无法一概而论。比如说，某个品种的鲜食甜玉米（吃起来脆甜的、水水的那种玉米）几乎不含淀粉，只含有12%的可溶性糖，那么它和生大米的换算比例大约是6∶1（600克甜玉米粒=100克生大米），和熟米饭的换算比例大概是2.5∶1（250克甜玉米粒=100克熟米饭）。而某个品种的鲜食糯玉米（吃起来黏黏的、容易饱的那种玉米）含淀粉和糖的总量大约为30%，那么它和米饭的换算比例大约是1∶1（100克糯玉米粒=100克熟米饭）。

> 请注意，玉米棒芯没有吃进去，所以它是不算热量的。所有营养学上的热量计算都是按"可食部"来算的，皮、核、骨头、刺、玉米棒芯等被扔进垃圾桶的部分都是不计算在内的。

？ 减肥期间可以用玉米作为主食吗

在豆浆、鸡蛋、肉类等优质蛋白食物供应充足的前提下，玉米不比等量的精白米营养差。玉米作为主食的主要问题是蛋白质的质量差一些，所以必须增加一些优质蛋白食物来弥补。需要注意的是，这里所说的玉米，是传统作为粮食的玉米（包括玉米糁、玉米面等），以及近年来比较常见的糯玉米，不包括甜玉米。

? 甜豌豆和甜玉米粒，到底是主食还是蔬菜

甜豌豆、甜玉米等属于比较"跨界"的食物。它们的碳水化合物含量比普通蔬菜高，比主食低。所以，吃了之后既可以折算成蔬菜，也可以折算成部分主食。如果按生重计，豌豆和甜玉米粒的碳水化合物含量相当于大米的1/7；如果按熟重计，大概相当于熟米饭的1/3。

不建议用甜玉米粒完全替代主食

农业专家介绍，玉米共有9个类型，甜玉米是类型之一。水果玉米属于甜玉米的一个品种，它水分大、味道甜、口感脆，可以直接生吃，其碳水化合物主要来自可溶性的糖。

甜玉米粒的碳水化合物含量是大大低于普通玉米的，大概只有干粮食的1/6。用它替代粮食，热量是非常容易过低的。同时，用等碳水化合物数量替代时，从甜玉米粒中摄入的膳食纤维过高，会加重胃肠负担。如果消化能力特别好，或者的确处在肥胖状态，还可以考虑；如果体重正常，或者消化能力不够强，不赞成全用甜玉米粒替代主食。

糯玉米粒可以大致和熟米饭按1∶1替换，它的淀粉含量大大高于甜玉米粒。

? 杂粮的淀粉含量和热量比大米低吗

和大米相比，全谷物的碳水化合物含量和热量值并没有大幅度降低。

例如，按照《中国食物成分表标准版（第一册）》，作为全谷物的"黑米"，其碳水化合物含量为72.2%，热量值为341千卡/100克；而"极品精米"的碳水化合物含量为78.1%，热量值为343千卡/100克。杂豆类的碳水化合物含量和热量略低于精白米面，如红小豆含淀粉63.4%，热量值为324千卡/100克。全谷杂豆之所以有利于减肥，很大程度上是因为其中含有较大比例的慢消化淀粉、抗消化淀粉和膳食纤维，可以提升饱腹感，降低餐后血糖反应，减少体内脂肪的合成。

？ 杂粮饭的热量怎么算

杂粮饭也好，白米饭也好，最简单的方法就是按下锅前的干重算。比如说，一锅杂粮饭。

下锅前的原料称重为：小米60克、红小豆60克、大米120克，总重量共240克。由于大米（特等粳米）、小米、红小豆的热量值分别为335千卡/100克、361千卡/100克和324千卡/100克，一锅饭中所含的热量值就是（335×120+361×60+324×60）/100=813千卡。饭熟了之后分成3份，每餐吃1份，那么每1份就是813/3=271千卡，其中含有20克小米、20克红小豆和40克大米。

不要考虑加多少水的问题，水是没有热量的，只影响体积。

网友问答

1. 为什么不吃碳水化合物的饮食不健康呢

（问）据说不吃主食能快速减肥，长期不吃主食会有什么问题吗？

（答）从来不建议为了减肥而长期不吃主食，主要有以下几个理由。

（1）以肉类为主食，饮食安全堪忧。

很多西方人笃信"石器时代饮食"，说远古人类以肉类为主食，吃肉才是人类基因所适合的生活。但是，和谷物、豆类、蔬果相比，肉类中所含的环境污染物更多。根据生物放大效应，每升高一个营养级，难分解的环境污染物（比如各种重金属、二噁英、多氯联苯、六六六等）的浓度就会上升至少**10**倍。

有人说，我可以选择有机食物和野生深海鱼类。但是，你能保证自己一辈子吃的鱼肉蛋类全是有机的吗？即便是深海鱼类，其中也会含有汞污染，大量当饭吃并不是明智之举。

（2）以肉类为主食，会增加罹患肠癌等多种癌症的风险，也可能增加肝胆疾病和心脑血管疾病的发生风险。

世界卫生组织（**WHO**）已经提示，过多的红肉会增加肠癌的发生风险。还有很多研究表明，过多的红肉（平均每天100克以上）和红肉加工品（每天25克以上）可能会增加罹患高血压、冠心病、乳腺癌、前列腺癌等疾病的危险。《中国居民膳食指南（2022）》中推荐的每天40～75克的畜禽肉是不会带来这种风险的。

（3）以肉类和蔬果为主食对胃肠功能要求较高，部分消化能力弱的人容易出现营养不良。

中国人多半从小以淀粉类食物为主食，并非每个人都能承受大量吃肉这样的消化负担。和淀粉类主食相比，肉类食物的饱腹感相对较强，消化速度较慢；有些蔬菜的饱腹感也较强，而且很多蔬果有降低消化酶活性的作用。

因为采纳不吃主食减肥法而发生月经不调、掉头发、皮肤松弛的女性屡见不鲜，尽管她们都声称自己每天吃很多鱼肉蛋和蔬菜，可实际上计算一下就会发现，很大比例的国人消化鱼、肉、坚果的能力不足，只要不吃主食，热量摄入就不足，吃进去的蛋白质一部分会变成能量被浪费，很难在人体中发挥作用。不吃主食之后，因为低血糖和B族维生素不足而造成情绪低落、脾气暴躁的减肥女性也相当多见。

（4）长期不吃含淀粉食物的饮食方法，难以长期持续，停下立刻反弹。

用全谷杂粮替代部分主食、减少炒菜油、适度运动的减肥方法，经济成本不高，也比较容易长年累月坚持。相比之下，低碳水化合物减肥方法以鱼肉蛋类、椰子油和大量蔬菜为主食，还要吃各种营养补充剂，成本要高昂得多。从饮食乐趣上来说，节庆食品、各地小吃都没法吃，很多受试者不愿意长期坚持。对于从小习惯吃主食的国人来说，这种情况更为明显。人们宁愿接受少油的烹调方法，也不愿意接受一辈子不吃主食的生活。两三个月固然能够暂时忍受，但如果成年累月不吃淀粉类食物，人们会感觉不幸福。没有幸福感的事情，多数人是很难长期坚持的。

所以，以肉类为主食，虽然短期内因为排出酮体而快速减重，但只要开始恢复淀粉类主食，体重马上就会反弹——此前的成果化为乌有，而体重忽高忽低的波动非常有害健康，也容易让皮肤松弛起皱。

虽然不吃主食的减肥法短期内掉秤很快，但一年以上甚至两年以上的长期研究证明，从长期来说，不吃主食的减肥法并不优于吃主食而减脂肪的减肥法。如果不吃主食的减肥法真的那么成功，而且能够长期维持，那么如何能解释欧美经历多次低碳水化合物减肥法的热潮之后，至今仍然肥胖率居高不下呢？

（5）低碳水化合物的饮食，肝肾的工作负担加重，并非人人适合。

低碳水化合物饮食中，主要能源从碳水化合物切换为蛋白质和脂肪，蛋白质代谢加强，产生的尿素增加，给肝脏和肾脏带来负担；脂肪不能彻底分解，而是产生酮酸，需要及时排除，更会增加肾脏的负担。一些代谢能力较弱的人采用这种膳食后会感觉身体疲劳，脸色和皮肤变差，记忆力下降，情绪沮丧，脾气暴躁。肝肾功能不全的人更不能采用这种吃法。

（6）没有研究证明，低碳水化合物饮食更能延长寿命。

很多西方的书中推崇石器时代饮食，但是别忘记一个事实，那就是古人的平均寿命都非常短，他们的吃法并不能预测老年后的情况。现代人的预期寿命已经长达70多岁甚至80岁以上，学习古人的吃法未必会有长寿效果。同时，考古研究证实，石器时代的生活中，碳水化合物的供能比例也在30%以上，并不是10%以下。

虽然有一些动物实验证明减少糖的供应可以延长寿命，也有研究证明降低餐后血糖指数有多种好处，但并没有证据显示，低碳水化合物饮食比正常吃主食，但选择低血糖指数食材的饮食更能促进长寿。调查我国各地的长寿老人，几乎从未发现他们有不吃淀粉食物的饮食习惯。长寿老人们通常是采取以粮食和蔬菜为主，搭配少量肉类的饮食模式。

2. 夜里总是饿，又不敢吃……可能是主食吃得太少了 🔍

问 最近经常半夜就饿，因为怕长胖，所以每天晚上就忍住饥饿不吃东西，然后早上起来就超级饿。这种情况长此以往会不会有什么问题，应该怎么改善呢？

答 先检查血糖有没有问题，是否存在失眠。如果血糖正常，没有失眠，那么最大的可能性就是主食吃少了，或者消化能力弱而杂粮豆类比例太大，身体得到的实际能量不足。

改善这种情况可以每餐增加一些主食，如果消化能力弱，那么就增加白米的比例。尤其是晚餐不能不吃主食，"干货"的量不要减得太过。当你吃够主食之后，晚上可能就不会饿了。

夜里实在很饿的话，也不要忍着，可以喝半盒牛奶（或羊奶、豆浆等）。液体食物吃起来比较方便，也能避免咀嚼之后还要再次刷牙影响睡眠。喝完再用温水漱漱口。

晚上饥饿又不吃其实挺伤胃的，而且第二天可能会一天都没精神。这样长期下去会消耗肌肉，降低代谢率，不利于健康，也不利于减肥成功。按身体的需要吃够主食，同时增加运动量，才是良性循环。

3. 可以把杂粮饭、杂粮粥打成浆喝吗 🔍

回 请问，按照您的减肥食谱来吃，把里面的杂粮饭、杂粮粥直接放到破壁机里打碎煮熟可以吗？

答 我的食谱中有时候是杂粮饭，有时候是杂粮粥，有时候是用杂粮粉冲的糊，但一般不会用杂粮糊直接作主食。这是有道理的。

可能你会说，不都是同样的杂粮吗？干饭、粥、冲糊和打出来的浆，有何不同？

有些人说，是血糖指数不同。的确，打得越细，血糖指数越高。小米、糙米之类的杂粮用破壁机打成糊糊，其血糖指数也会达到白米饭的程度，甚至更高。

不过，对于没有糖尿病的年轻人来说，这还不是主要问题。更重要的理由是，同样的食材，采用不同的烹调方法，食物的体积和浓度都不一样。

干饭体积小，容易吃下去。粥可以做成很浓的粥，以插入筷子不会马上倒下为准。糊糊可以冲得很浓。但是，如果用豆浆机、破壁机来打浆，因为食材与水有一定的比例要求，所以不可能做到十分浓稠。否则会煳底，甚至机器会出现故障乃至损坏。因为这些机器只能制作稀的糊糊，食谱中所规定的主食食材数量，就相当于好几大碗的杂粮浆。人的胃容积有限，一般喝不下那么多，结果就是变相饥饿，会导致营养不良。所以，不建议能够自主咀嚼的人把杂粮粥做成杂粮浆。杂粮浆当加餐饮品还行，当主食就太稀了。

如果是咀嚼和吞咽功能有障碍的老年人或病人，无法食用固体食物，则可以打成浆喝下去。但是，一天需要喝很多次，把"干货"喝够。最好加入肉鱼蛋类食物一起打碎，或加入奶粉增加蛋白质含量，以便增加浆中营养素的总量。

2

新鲜蔬菜，
最好餐餐吃

蔬菜多种多样
随便选

？ 每天300～500克蔬菜，都包括哪些种类

除了含淀粉蔬菜，如土豆、红薯、山药、芋头、藕等，其他都可纳入。包括油菜、菠菜等绿叶菜类，大白菜、小白菜等白菜类，冬瓜、黄瓜、丝瓜等瓜类，茄子、辣椒等茄果类，萝卜、胡萝卜等根菜类，蘑菇、海带等菌藻类以及其他蔬菜。要尽量确保蔬菜在种类上的多样性，深色蔬菜要占1/2，各种蔬菜都吃一些，不要总盯着一两种。

嫩茎叶和花薹类蔬菜

包括各种类型的带叶蔬菜，比如大白菜、小白菜、小油菜、芥蓝、芥菜、茴香、茼蒿、木耳菜、菠菜、苋菜、空心菜、生菜、油麦菜、甜菜叶、萝卜缨、芹菜、荠菜、香菜（芫荽）等。此外，也包括了芦笋、莴笋之类的嫩茎，还包括了西蓝花、白色菜花等花菜，以及油菜薹、紫菜薹、芥蓝薹之类的嫩花薹。

其中深绿色的叶菜是营养价值最高的蔬菜类群，富含叶酸、维生素B_2、镁、钙、叶黄素等多种营养素和健康成分。

根茎类蔬菜

包括胡萝卜、萝卜、牛蒡、芥菜头、甜菜根之类，都是食用部分长在土里的蔬菜。胡萝卜属于红橙色蔬菜，富含α-胡萝卜素和β-胡萝卜素，红甜菜的根则富含甜菜红素。这些色素都是抗氧化成分。

嫩豆和豆荚类蔬菜

包括各种类型的豆角，如长豇豆、荷兰豆、扁豆、毛豆、嫩豌豆、嫩蚕豆、黄豆芽、黑豆苗、绿豆芽等。它们不是含有未成熟豆子的豆荚，就是豆子的童年时期，或者是豆子发芽的产品。它们综合了豆类和蔬菜的健康好处。

茄果类蔬菜

茄果类蔬菜包括各种茄子、各种颜色和大小的番茄，以及各种颜色的甜椒和辣椒。它们都是茄科的蔬菜，吃的都是它们的果实部分。其实土豆也是茄科的蔬菜，但它的食用部分不是果实，而是地下茎。茄果类的蔬菜味道鲜美，而且颜色多样，有白色、黄色、绿色、紫色、红色等不同颜色。

瓜类蔬菜

包括黄瓜、冬瓜、南瓜、西葫芦（笋瓜、小胡瓜）、苦瓜、丝瓜、瓠子等。它们都是葫芦科的蔬菜。其中南瓜属于红橙色蔬菜，富含β-胡萝卜素。

葱蒜类蔬菜

包括洋葱、小葱、大葱、大蒜、蒜薹、蒜苗、薤头、韭菜等，都是一些百合科的蔬菜，有特殊的气味。

淀粉类蔬菜

除了土豆，还包括山药、芋头、藕、菱角、荸荠、慈姑等。它们在一定程度上可以替代部分主食，但比白米白面含有多得多的钾元素，还含有丰富的维生素C和膳食纤维。所以，高血压患者适当用不加盐的含淀粉蔬菜替代部分白米白面，对控制病情极有好处。

菌藻类蔬菜

广义的蔬菜还包括菌藻类，其中菌类蔬菜就是木耳、银耳及香菇、草菇等；藻类蔬菜包括海带、紫菜、裙带菜等。它们富含可溶性膳食纤维，饱腹感也非常强。

深绿色叶菜的特点

深绿色叶菜的入选标准很简单，就是叶子所占比例很大，叶色深绿甚至绿得发黑。测定表明，绿叶菜的颜色越深，其中的叶酸、维生素K、维生素B_2、叶黄素、胡萝卜素等营养素的含量就越高。绿叶菜还是镁元素的好来源，因为叶绿素分子中含有镁离子，叶子越绿、叶子占比越大，则镁含量越高。

深绿色叶菜的几大家族

十字花科的深绿色叶菜：芥蓝、芥菜、小白菜、油菜、鸡毛菜（幼嫩时的油菜）、菜心（油菜的茎节伸长状态）、乌塌菜（别名塔菜、塌棵菜、菊花菜等）、西蓝花（绿菜花）、萝卜缨、羽衣甘蓝、西洋菜（又名豆瓣菜、水田芥）等。

伞形科的深绿色叶菜：茴香菜、香菜、带叶子吃的嫩芹菜等。

菊科的深绿色叶菜：大叶茼蒿、蒿子秆（小叶茼蒿）、油麦菜、莴笋叶、深绿色生菜品种等。

百合科的深绿色叶菜：韭菜、蒜苗、小香葱等。

旋花科的深绿色叶菜：红薯叶、空心菜（雍菜）等。

其他常见深绿色叶菜还有：菠菜、苋菜、木耳菜（落葵）、苜蓿芽（金花菜、草头）、牛皮菜（叶用甜菜）、番杏、紫背天葵等。

一些种子发出的芽苗见光后颜色呈深绿，也属于深绿色叶菜，如豌豆苗、黑豆苗、花生芽、荞麦苗、萝卜苗、香椿苗、葵花苗、小麦苗等。

深绿色蔬菜帮助补充叶酸

深绿色的叶菜含叶酸最多，叶酸当年就是从菠菜里首先被分离提取出来的。叶绿素含量越多，叶酸越丰富。这里说的深绿叶菜，必须是叶子深绿的蔬菜。比如说，小白菜、小油菜、罗马生菜，都属于深绿色叶菜；但叶片颜色较浅的娃娃菜、球生菜，就不属于深绿色叶菜了。

十字花科蔬菜有哪些

十字花科蔬菜是绿叶菜最常见的来源，如小白菜系列（包括塌棵菜之类）、小油菜系列（包括菜心、上海青、鸡毛菜之类）、芥蓝、西蓝花、芥菜、雪里蕻、榨菜头、苤蓝，还有荠菜、西洋菜和芝麻菜等，各种萝卜等（不包括胡萝卜，它和萝卜没有任何亲缘关系）。

十字花科蔬菜吃多少能起到保健作用

按目前的流行病学研究，十字花科蔬菜每天吃100克便已经可以达到帮助预防某些癌症的效果。例如，一项研究发现只要50克十字花科蔬菜就能降低肺癌风险，继续多吃并不一定能增加其效果。

若碘摄入充足，放心吃十字花科蔬菜

十字花科蔬菜含有很多保健成分，有利于预防多种癌症。所以，对于没有患上甲状腺疾病的健康人来说，吃它们利大于弊。十字花科蔬菜含有硫苷类成分，在缺碘情况下，它会降低身体对碘的利用，可能会增加甲状腺疾病风险。但是，如果碘摄入量充足，它的不良影响就可以忽略了。

如果已经出现甲状腺功能减退或食物中碘摄入量不足，那么可以适当降低十字花科类蔬菜的摄入量，特别是硫苷含量较高的品种，换成其他类型的蔬菜。

西蓝花和芥菜中硫苷含量较高

十字花科蔬菜含有多种硫苷。从总量来说，各品种差异很大。例如大白菜和娃娃菜含量较低，而西蓝花和芥菜含量就要高一些。一般规律是，颜色深、味道浓，则硫苷含量可能较高。颜色浅、味道淡，含量就可能低一些。硫苷类物质有利于预防多种癌症，包括乳腺癌和肺癌。所以，在甲状腺功能正常的情况下，无需限制十字花科蔬菜的摄入量。

菠菜对眼睛有益

菠菜是叶黄素含量极为丰富的天然食物之一。有研究证明，叶黄素有利于提高眼睛的视觉清晰度。同时，菠菜中大量的硝酸盐可以扩张血管，改善血液循环。坚持经常吃菠菜等绿叶菜，对眼睛是非常有益的。

茴香清爽又营养

茴香是一种营养价值很高的蔬菜，钙、胡萝卜素、B族维生素和膳食纤维含量都很丰富，还富含香精油，有促进消化吸收的作用。茴香味道清爽，除了用它做饺子馅、包子馅，还可以做茴香炒豆腐干碎、茴香炒口蘑碎、茴香蛋饼等，特别美味，大家不妨试一试。

芦笋是营养价值最全面的蔬菜吗

芦笋在市场上的价格较高，它的口感清爽鲜美。它属于植物的嫩茎，维生素C、叶酸和钾的含量较高，而且特别富含芦丁（芸香苷）这种保健成分，对预防癌症和控制血压都有益处。但是，它也有营养价值的短板，其中的类胡萝卜素含量较低。芦笋有绿芦笋和白芦笋，其中绿芦笋营养价值更高。

秋葵虽好，但不要过分神化

秋葵中富含膳食纤维，钾和维生素B_1的含量在蔬菜中较高，但其中的钙和维生素C的含量都远低于菠菜、油菜等深绿色的叶菜。虽然秋葵的提取物有被用于糖尿病、高脂血症和糖尿病性肾病治疗的报道，秋葵籽中的多酚类和葡萄糖苷酶抑制剂也受到关注，但这并不意味着偶尔吃几根秋葵就能发挥神奇作用，当作一种普通蔬菜来丰富食物种类就好。

秋葵、空心菜都能促进排便

有人听说秋葵膳食纤维含量丰富，对预防便秘有益，就打算吃秋葵来促进排便。其实，对于因缺乏膳食纤维而便秘的人来说，直接吃一盘空心菜即可。空心菜价廉物美，维生素含量丰富，纤维素够多，而且促进肠道运动效果非常出色。空心菜清炒或蒜蓉炒后的味道也够好，只不过它太家常了，如果想换换口味，就来盘秋葵吧。

嫩豆膳食纤维多

膳食纤维的入选关键是，在小肠不能被消化吸收，能进入到大肠中，增加粪便的体积。至于是否塞牙、是否刺嗓子，不是膳食纤维的入选标准。有筋的芹菜、韭菜并不是膳食纤维最多的蔬菜，煮后柔软的毛豆、嫩蚕豆、嫩豌豆等，膳食纤维含量都比芹菜高得多。

吃竹笋，注意降低亚硝酸盐含量

在食用鲜竹笋时，应选择出土后的竹笋，其亚硝酸盐含量比较低。没有出土的竹笋亚硝酸盐含量偏高，需要认真焯煮以去除亚硝酸盐。买来后尽快吃掉，如果不能尽快吃，则尽量冷藏保存，延缓硝酸盐转变成亚硝酸盐的速度。吃袋装水煮笋或鲜竹笋，应切开用水洗过，再加少量白醋煮10分钟，就可以去掉大部分草酸、植酸、酪氨酸和亚硝酸盐，并把大部分胰蛋白酶抑制剂破坏掉。

？ 水煮笋酸酸的，可以吃吗

竹笋是一种容易褐变的蔬菜。加工制作水煮笋时，往往要加入柠檬酸之类的配料，酸性条件可帮助它保持淡黄色或白色。柠檬酸本身存在于各种水果中，无毒无害，有利于矿物质元素的吸收。不喜欢酸味的话，可以用水冲一下再加到菜肴里。

鲜笋适合胃肠硬朗的人

鲜笋中富含草酸、植酸、酪氨酸、其他多酚类物质和胰蛋白酶抑制剂，会对胃肠功能造成挑战。如果你胃肠特别硬朗，但有高血压、高脂血症和便秘之类的问题，那么适合多吃点没有处理过的鲜春笋。如果你胃肠特别娇气，或者经常腹泻，那么建议不吃或一次少吃点。并且吃鲜笋时要提前煮一下，再加入肉类，慢慢炖软，也可以用压力锅烹制。

？ 菌类是高嘌呤蔬菜，健康人能多吃吗

按干制品计算，菌类蔬菜的嘌呤含量较高，但水发之后嘌呤被稀释，一部分从泡发水中流失，按鲜重计算时，不属于高嘌呤食物。目前流行病学研究并未发现菌类蔬菜和痛风发作之间呈正相关性。没有痛风和高尿酸血症问题、肾脏功能正常的人，不用担心嘌呤含量问题。

🍚‖ 木耳、银耳可能会产气

木耳、银耳都富含可溶性膳食纤维，能被大肠细菌分解产气，所以可以说它们是产气食物，银耳的这种效果比木耳更强。胃肠健康的人可正常食用。对三高患者来说，食用木耳、银耳可延缓食物的消化吸收速度，有益于健康。但消化不良、总爱胀气的人别吃太多。

🍚‖ 不同钠含量的蔬菜

最高钠蔬菜：茴香、芹菜、茼蒿（钠含量超过100毫克/100克），不用放盐，也能尝出很淡的咸味。

中高钠蔬菜：各种萝卜、白菜、小白菜、圆白菜、油菜、香菜、菠菜等（40~100毫克/100克），可少放盐。

低钠蔬菜：生菜、油麦菜、菜花、苋菜、莴笋（10~40毫克/100克）。

极低钠蔬菜：各种豆类、各种瓜类、茄科蔬菜（番茄、青椒、茄子、土豆）、竹笋、芦笋等（10毫克/100克以下）。

❓ 芹菜"高钠"，会升高血压吗

说芹菜钠含量高，没错，但它只是在蔬菜当中算高的，钠含量只有0.1%~0.2%的水平，比酱肉、烧鸡之类低多了，更是远远低于酱油、酱豆腐、咸菜之类。尝尝就知道了，原味的芹菜只有很淡的一点咸味，比日常多数咸味菜看要淡得多。

如果不额外加盐，只吃原味的芹菜，是不会升高血压的。问题是，很多人做芹菜时，和做其他菜一样加同样多的盐或酱油，钠的总量就会过高。即便是本身钠含量非常低的芦笋，加过量盐进去也是不可能有利于控制血压的。所以，需要控制血压的人是可以吃芹菜的，烹调它的时候少放盐或干脆不放盐，就对了。

苦味蔬菜少吃不用太担心

苦味通常是有毒物质的警示，不可忽视。食品中的苦味，通常来自一些植物的次生代谢物，其中包括苦味果仁（苦杏仁、苦桃仁、樱桃仁、银杏果等）中常见的氰苷等有毒糖苷，也包括生物碱类（咖啡因等）、多酚类（柑橘皮里的橙皮素和柚皮素）和萜类（柑橘种子中的柠檬苦素）等。

很多植物都把苦味物质当成自己防御敌人的"独门暗器"，比如说葫芦科植物就能生产属于萜类的家族独门苦味秘器——葫芦素类，这就是苦瓠子苦味的来源。

多数人可以接受微苦的味道，比如苦瓜、芥菜、茶叶、柚子、咖啡、可可等。它们都含有苦味物质，但含量较低或毒性较小。不过，这并不意味着这些食物适合每个人，也不意味着可以天天大量吃。

茄子有多种颜色

茄子是常见的蔬菜，但有些品种也未必常见——它不仅有紫黑色和淡紫色的，也有绿色的、白色的、黄色的，甚至红色的观赏品种。大自然中每种植物都有不同品种，只是因为人类喜爱某个类型的茄子，其产量高、栽培广，才让这种皮色的茄子显得比较"正宗"。

颜色不一样，自然所含色素就不同。如果论抗氧化性质，一般规律是颜色越深效果越好，茄子也不例外。白色品种就是天然色素含量极少的品种，绿色的表面含少量叶绿素，黄色的表面含少量类胡萝卜素，红色的应当是含有番茄红素（茄子和番茄本来就是同科的亲戚）。

茄子皮不适合这几类人

紫皮的茄子，其果皮中富含花青素类物质。但它只是表皮含有色素，里面却是白色的，所以按全果的重量算，茄子的花青素含量在蔬果中不可能名列前茅。

> 茄子皮中的花青素具有抗氧化等保健作用，但花青素擅长结合食物中和体内的铁离子，因此就容易妨碍人体对铁这种微量元素的吸收和利用（锌离子、铜离子也一样会受到影响）。所以，贫血缺锌的人就不太适合多吃茄子皮。

日常吃素的人，本来铁的利用率就比较低，就不必特意去吃茄子皮了。给婴儿做辅食的时候，也可以把茄子皮去掉。

同时，由于花青素具有抗血管增生的作用，对阻止癌细胞增殖虽然有利，但那些手术或受伤之后需要新生血管来促进康复的人，以及正在孕育胎宝宝的孕妇，就不适合多吃这类物质了。

吃茄子的健康忠告

如果你血糖、血脂、血压高，没有贫血缺锌问题，那么非常适合多吃茄子。吃的时候最好不要去掉茄子皮。

如果你属于消化不良、贫血缺锌的人士，或者属于孕妇，吃带皮茄子要注意数量。每周2～3次是没问题的，但不要天天大碗吃。吃的时候去掉茄子皮就无须担心了。

如果你属于减肥人士，那么非常适合吃茄子，但烹调时一定要注意少放点油。茄子本身的热量虽然很低，但炒菜的植物油的热量可是每克9千卡，从控制热量摄入的角度来说，吃少量油拌的蒸茄子或烤茄子是最好的。

冬瓜最适合夏季吃

冬瓜的热量非常低，每100克只有大约10千卡，不会让人长胖。同时，冬瓜本身是非常低脂的，烹调时也不需要很多油，很适合用去油的鸡汤肉汤煮，也可以用少量油做成水油焖冬瓜。

尽管按100克含量来看，冬瓜的营养素含量并不算突出，但因为它的热量很低，熟透之后口感又很柔软，一次吃进去的量可以很大，一次补充的钾元素的数量颇为可观。冬瓜的维生素C含量比西瓜多，就算煮熟了损失一半，也仍然和西瓜相当。比如说，吃500克冬瓜，就可以摄入近300毫克的钾元素，还有80毫克的维生素C。

在做冬瓜汤时，加入肉片、鸡丝、虾仁、肉丸、蛋饺等，可增加蛋白质的供应，起锅时再加点花椒、葱花、香菜等，更能让人增加食欲，既美味又健康。

冬瓜当菜吃，做汤喝，无不相宜。清爽、柔软又低热量，不给消化系统增加负担，最适合夏季食用。

？ 吃500克以上的蔬菜会对肾脏有害吗

如果没有肾脏疾病或其他医嘱情形，不需要担心吃超过500克蔬菜危及肾脏的事情。心脑血管疾病患者、糖尿病患者和痛风患者都适合额外增加蔬菜摄入量。

不过，各类食物要平衡，吃蔬菜也不是越多越好。人的胃口有限，太多蔬菜可能会影响其他食物的摄入量或影响微量元素的吸收率。

> 如果有胃肠慢性疾病，或者容易腹泻、腹胀，建议适当减量，烹调时煮软点，以胃肠感觉舒服的蔬菜数量为准。吃多了蔬菜是有可能腹胀的，特别是吃一些含低聚糖和果胶较多的蔬菜。如果有致病菌污染，生吃蔬菜可能会造成轻度的细菌性食物中毒，也会导致肠道多气、腹泻、腹胀等问题。胃肠功能弱的人会对生蔬菜比较敏感。

绿叶蔬菜好处多

对预防骨质疏松有益

绿叶蔬菜能提供大量的钙、钾、镁元素和维生素K。充足的钾、镁元素供应能减少钙的流失，而维生素K对于钙元素沉积到骨胶原上是必需的。同时，很多绿叶蔬菜富含钙而草酸含量并不高，如油菜、小白菜、芥蓝等，是钙元素较好的来源。

对保证正常视力有益

所有深绿色叶菜都富含胡萝卜素和叶黄素。目前的测定发现，菠菜等深绿色叶菜中的胡萝卜素和叶黄素含量都较高。胡萝卜素可以在人体中转变为维生素A，而在暗光和光线强弱变化时（比如看电脑、手机、电视时），维生素A的消耗会增加。叶黄素不仅有利于帮助用眼人群预防眼睛疲劳，还对预防老年性视网膜黄斑变性有一定的作用。

对预防维生素缺乏有益

绿叶蔬菜能够提供相当多的维生素B_2，大量吃绿叶蔬菜的人，很少会患上烂嘴角、舌头痛、嘴唇肿痛、阴囊湿疹等和维生素B_2缺乏有关的疾病。绿叶蔬菜中维生素C和叶酸也比较丰富。尽管经过烹调会损失最多一半的维生素C，但它仍然比苹果、梨、桃等所供应的维生素C要多得多。

对预防出生缺陷有益

绿叶蔬菜可提供丰富的叶酸。顾名思义，叶酸是绿叶中含量丰富的维生素，绿叶蔬菜是膳食中叶酸最重要的来源。缺乏叶酸会导致出生缺陷风险上升，还会导致同型半胱氨酸水平上升，而中老年人这个指标的上升也意味着患心脑血管疾病的风险增加。

对控制体重有益

和番茄、萝卜、冬瓜等蔬菜相比，绿叶蔬菜膳食纤维含量较高，在一餐中食用250克少油烹调的绿叶蔬菜能有效增加饱腹感，延缓食物在胃里的排空速度，有利于控制食量。减肥者的膳食中必须包括大量的绿叶蔬菜，能在减少主食、减少油脂的同时避免饥饿感，保证减肥过程可持续。

对预防糖尿病有益

有研究证明，一餐当中在吃同样多主食的情况下，增加绿叶蔬菜的摄入量，特别是吃主食之前先吃一些蔬菜，可以延缓餐后血糖的上升速度。同时，有多项流行病学研究证明，绿叶蔬菜的摄入量高，罹患糖尿病的风险则显著降低。

对预防和控制高血压有益

绿叶蔬菜能够为膳食提供大量的钾、钙、镁元素。绿叶蔬菜的绿色来自叶绿素，而叶绿素分子中含有镁。所以，颜色越深，镁元素的含量越高。钾、钙、镁元素均能在一定程度上对抗钠元素的升压作用。当然，前提是烹调蔬菜时少放点盐。

对预防冠心病有益

多摄入蔬菜有利于降低人体的炎症反应，降低冠心病的发作风险。流行病学研究证明，多吃蔬菜的人心血管疾病死亡率较低，特别是缺血性的心脏病。其中十字花科蔬菜和深绿色叶菜的作用得到肯定。有研究报道，吃较多来自绿叶蔬菜的硝酸盐，可以降低动脉硬化性心血管疾病的死亡风险。

对预防多种癌症有益

流行病学研究表明，蔬菜的摄入量增加，则多种癌症的发生风险下降，包括食管癌、胃癌、肺癌、乳腺癌、前列腺癌等。十字花科蔬菜中的硫苷类物质，以及叶绿素、类黄酮、类胡萝卜素等成分可能都有所贡献。

对预防阿尔茨海默病有益

多项流行病学研究证实，增加蔬菜和水果的摄入量有利于预防随着年龄增长而发生的认知能力退化。但是，将各类蔬菜和水果分开分析的时候发现，在果蔬中最有利于预防认知能力退化的食物类别是深绿色叶菜。

对提高运动能力有益

深绿色叶菜中富含硝酸盐，而硝酸盐本身无毒，它在被人体摄入之后缓慢地转变为一氧化氮，起到扩张血管、改善血液循环的作用，不仅有利于预防心血管病的发作，而且能提高运动员的最大耗氧量，提高运动能力。

对抗污染有益

研究证明，绿叶蔬菜中的叶绿素、膳食纤维和多种植物化学物质，有利于减少污染物的吸收，促进它们从肠道排出，提高肝脏的解毒能力，减少致癌物的致突变作用。在环境污染难以完全避免的状况下，吃深绿色的叶菜是一种重要的自我保护措施。

有利于维持肌肉力量

近年来有研究发现，吃较多来自绿叶蔬菜的硝酸盐，可以帮助维持中老年人的肌肉功能，对预防肌肉衰减症（少肌症）有好处。

蔬菜的选购要点

选购蔬菜要考虑烹调方式

具体选择哪种蔬菜，还要考虑到烹调方式。有能做汤的，如冬瓜、蘑菇、青菜等；有质地较为坚实、能和肉类一起做炒菜的，比如青椒、胡萝卜、西葫芦、芹菜等；有能做炖菜的，比如蘑菇、白菜、豆角、南瓜、萝卜、土豆等。大部分绿叶蔬菜可以做清炒、白灼或水油焖菜。不过，别忘记每天绿叶蔬菜不可少，不能只吃炖菜。

最不好储藏的蔬菜

香菜、小香葱、芹菜、小白菜、芦笋、切开的冬瓜、部分蘑菇，1～3天就能明显看到叶子萎蔫、风味下降、质地变软、品质变差。买来之后要尽量在24小时之内吃完，才能得到最佳的风味和口感。

较不好储藏的蔬菜

油菜、菠菜、油麦菜、芥蓝等多种绿叶菜，以及部分蘑菇、嫩豆粒，即便放在冷藏室里，往往也会在三四天内出现品质下降的迹象。每周需要买至少两次。

较容易储藏的蔬菜

西蓝花、白色菜花、西葫芦、豆角、青椒、胡萝卜等，用纸包起来，放在塑料袋里面，可以在冷藏室或较冷的屋子里储藏一周左右。

便于储藏的蔬菜

大白菜、圆白菜、洋葱、土豆，以及没切开的冬瓜、南瓜等，储藏得当的话，可以放两周以上甚至更久。

干制蔬菜可以弥补蔬菜品种的不足

干制蔬菜如干海菜（裙带菜、海带等）、干香菇、干蘑菇、干木耳、笋干、万年青（干蔬菜）等，可以作为蔬菜不够时的补充。

干制蔬菜方便储藏和携带，泡发之后用于菜肴烹调也很方便。比如说，在做菜时放点泡发的木耳和香菇，炖肉炖鸡时加点泡好的笋和蘑菇，煮汤时加些泡发的裙带菜，既美味又有营养。

发豆芽、豆苗可增加绿叶蔬菜的品种

可以用黄豆、黑豆、豌豆等浸泡之后，自己发芽苗菜吃，增加蔬菜的品种。芽苗菜只要见光，就能展开绿叶，属于绿叶菜。常见的芽苗菜还有萝卜苗、荞麦苗、花生苗等。芽苗菜口感很好，可以炒着吃。萝卜苗、荞麦苗还可以直接凉拌生吃。

用青汁补充蔬菜摄入的不足

网上很火的"青汁"没那么神奇，其实就是野菜苗打成的汁。这种汁在脱水处理之后还可以做成粉冲饮。小麦、大麦的种子，也可以发成麦苗，然后切下来，用打浆机打成青汁喝。在因为各种原因无法吃到足够蔬菜的情况下，如果胃肠功能正常的话，可以暂时用这种青汁来补充蔬菜摄入的不足。

蔬菜罐头也能供应营养

现在蔬菜罐头也不少，如番茄罐头、青豆罐头、蘑菇罐头、芦笋罐头、酸黄瓜罐头、玉米笋罐头等。罐头类蔬菜中的维生素C虽然损失了一些，但也不是零，膳食纤维和钾是没有损失的。蔬菜罐头便于保存，日常拿出来，每餐吃一点，对供应营养还是有不小作用的。

一周至少买两次蔬菜比较合适

绿叶菜通常只能冷藏3天左右。切开的冬瓜、南瓜之类只能放1天。包括茄子、青椒、蘑菇、豆角在内的多数蔬菜3天之后也会明显变得不新鲜。只吃大白菜、圆白菜、洋葱、土豆、胡萝卜之类耐储蔬菜还是不够的哦。

建议每周至少买两次菜，把各种蔬菜组合起来食用，有保存期长点的，也有短点的。还可以将豌豆、玉米粒、胡萝卜丁等放在冷冻室里作为速冻蔬菜，应当保证每天吃到3~5种蔬菜。

❓ 上班族在食堂吃不到新鲜蔬菜怎么办

可以买超市的新鲜番茄及樱桃番茄、生菜、苦菊、黄瓜、甜椒等，再买些沙拉酱汁，也可以自己配调味汁。把这些蔬菜洗干净，和调味汁一起带到工作场所，用餐时做成沙拉吃，可以弥补蔬菜摄入量的不足。如果食堂或外卖盒饭的菜肴比较咸，就可以用没有调味的原味蔬菜来配着很咸的菜一起吃。

普通干制蔬菜是生的，要水发并烹调后才能食用，不适合直接拿到食堂食用；蔬菜脆片是低温油炸的，脂肪太高，也不推荐经常食用。

❓ 出差在外，蔬菜摄入不足怎么办

出差期间可以暂时考虑补充复合维生素，注意剂量要合适，不清楚的最好咨询专业人士。

如果有烹饪条件的话，可以买一些能在泡水后发起来的干制蔬菜，如干海菜（裙带菜、海带等）、干香菇、干蘑菇、干木耳、笋干、万年青（干蔬菜），作为蔬菜不够时的补充。虽然干制之后维生素少了些，但至少还可以补充大量矿物质和膳食纤维。干品方便储藏和携带，泡发之后用于菜肴烹调也很方便。

还可以用土豆替代一部分主食，比单吃白米饭能得到更多的维生素C、B族维生素和矿物质。

若能买到番茄和白菜这些日常蔬菜也是好的，可以加大蔬菜的食用量，得到更多的营养素，部分弥补品种不足的损失。

合理选择蔬菜预防甲状腺疾病

对于既不缺碘又不缺蛋白质、消化吸收正常的人来说，吃够蔬菜对预防甲状腺疾病很重要。《中国居民膳食指南（2022）》建议，每天要吃300～500克蔬菜，其中深色蔬菜要占一半以上。假如已经出现甲状腺功能减退，或者食物中碘摄入量不足，那么可以适当降低十字花科类蔬菜的摄入量，特别是硫苷含量较高的品种，换成其他种属来源的蔬菜。

> 预防甲状腺疾病，不能只盯着碘这一件事，还需要注意提高睡眠质量，避免熬夜，预防肥胖，减小精神压力。流行病学研究发现肥胖是促进甲状腺疾病的一个重要因素，睡眠质量低也会大幅增加甲状腺癌的发生风险。

蔬菜的烹调方法

🍽 蔬菜炒着吃

先烧热油，放葱、姜、蒜等炝锅，然后加入蔬菜快速翻炒，蔬菜熟了立刻盛出。

这种做法的优点是各种蔬菜都可使用，炒后蔬菜体积大幅度缩小，能帮助一天吃到500克蔬菜，营养素损失率相对较低。

缺点是有油烟污染问题，需要较多的油才能达到较好的口感，对控油以预防肥胖不利。如果烹调时没有控制好油温，那么油脂过热会产生致癌物。（为什么孕妇前三个月很讨厌油烟？因为身体本能地知道烹调油烟有害于早期胎儿的健康。）

🍽 炖蔬菜

先烧热油，放葱、姜、蒜等炒出香气，然后加入蔬菜，略微翻炒后再加少量水或肉汤等，可以加入酱油和各种香辛料，盖上锅盖小火慢炖，把蔬菜焖熟。

优点是蔬菜容易进味，口感柔软，适合大量吃。缺点是只能用于耐炖的土豆、胡萝卜、萝卜、豆角、冬瓜等，营养素损失率偏高，还有油烟污染问题。因为炖的过程中盐会充分渗入食物内部，盐量也往往偏多。

🍲 蒸蔬菜

蔬菜可以直接上蒸锅蒸，或者用米粉、玉米粉、小麦粉、黄豆粉先拌一下再蒸。按不同蔬菜的质地，蒸的时间从3分钟到30分钟不等。

优点是没有油烟，营养素损失最少。蒸制后体积缩小，适合大量吃蔬菜。希望少油的话，只要在调味汁中加一点香油或芝麻酱就可以了。唯一麻烦的是，需要熟悉各种蔬菜蒸制的最佳时间，比如脆嫩的绿叶生菜，放入上汽的蒸锅后，3～5分钟之内就要取出，绝对不能久蒸。

🍲 无油焯煮蔬菜

将蔬菜直接放入沸水中，按照蔬菜的质地、数量和火力大小，半分钟到两三分钟后捞出，摊在盘子上晾凉，然后用自己喜欢的调味汁或调味酱拌着吃。无论是蒜泥香油、芝麻酱汁，还是腐乳汁、黄豆酱、香菇酱、辣椒酱等，均可。

优点是没有油烟，蔬菜体积缩小，适合大量食用，可以做到非常少油，也能去掉一半以上的有机磷农药和草酸。缺点是一半以上的可溶性营养物质溶解到水里，包括维生素C、叶酸、维生素B_2、钾、类黄酮及硫苷类抗癌物质等。此外，蔬菜熟后颜色较暗。如果菜叶比较老，焯后吃起来比较塞牙。

白灼蔬菜

白灼和焯煮类似，但餐馆的做法是在水里先加入少量油和盐，以便让菜显得油亮美观，颜色保持碧绿悦目。

它和焯煮的共同点是，要把菜从水里捞出来，不喝焯菜的水。区别是要起油锅，烧热油，加入豉油、生抽、葱姜丝等，然后一起淋在焯过的菜上面，比如白灼芥蓝、白灼菜心等。

白灼法的营养素损失率和焯煮法一样，可溶性营养物质损失大，而不溶性营养素保留率高。至于吃进去多少油，要看最后浇上的调味汁中放了多少油。经常看到餐馆里的白灼菜心泡在明晃晃的油里，这种做法不提倡。

水油焖烹调蔬菜

水油焖也称为"油煮菜""水油炒"。这个方法综合了蒸和煮的优势。先放半杯水（100～150克）煮开，加1勺芝麻油或其他熟油（5～8克），也可以直接加入半杯含少量油的鸡汤或肉汤，然后把蔬菜（200～400克）放进去,像炒菜一样翻匀。水不要多,不能淹没蔬菜,只要盖上盖子中火焖一下,蔬菜就能充分受热。叶子薄的蔬菜焖1分钟,西蓝花等大块蔬菜需要焖3~4分钟。开盖之后,加点盐或鸡精等调料,即可关火盛出。

最后起锅时放盐可减少维生素C等营养素的损失。煮菜水很少,汤汁量少,而且因为少油少盐可以喝掉,所以溶在汤里的营养不会浪费,只有少量的加热损失。只要控制时间不过长,营养素损失率就会远远低于焯煮法。

和无油焯煮法相比,水油焖时放了少量油,或是使用了肉汤、鸡汤,使蔬菜口感滋润,颜色明亮,美食感得到加强,牙齿不那么给力的老人和孩子都容易接受。

和油炒菜相比,这种方法完全不产生油烟,对皮肤友好,对肺友好,也能获得良好的口感。只需放一小勺油就可以烹调一大锅水油焖菜,而一小勺油无法炒出一盘好吃的菜。

生吃蔬菜

蔬菜洗净,直接加自己喜欢的调味料或沙拉酱来拌。

优点是简便易行、饱腹感强,而且营养素和保健成分完全没有损失。

缺点是蔬菜体积得不到缩小,一天吃500克菜的目标难以实现。从用油量来说,生拌实际上比较高,少量的蔬菜就要用很多沙拉酱(脂肪含量40%~80%不等)或香油、花椒油、辣椒油等来配合。(大家可以试试,把半个紫甘蓝切细丝放入大盆里,加沙拉酱,看看要加多少才够!)而且,生吃的安全性最低,发生细菌性食物中毒的危险较大,部分敏感人群可能会感觉肠胃不适。

粥饭里面加点蔬菜

把蔬菜切碎，或者选择颗粒状的蔬菜，放在米饭里蒸熟。比如速冻甜豌豆、速冻玉米粒、毛豆、嫩蚕豆、胡萝卜丁、笋丁、土豆丁、藕丁、海带丁等可耐受长时间加热的蔬菜，都可以直接放在米饭锅里，堆在米饭表面上蒸熟。吃起来和米饭的味道也毫不冲突。

这种烹调既不用加油，也不用加盐，轻松地增加了钾和膳食纤维，还增加了B族维生素的供应，对预防肥胖和高血压也特别有好处。

在煮粥的时候，也可以把蔬菜切碎后放入煮好的粥里。上面所说的各种蔬菜都可以，煮几分钟就能熟。还可以放进去青菜碎、豆芽、萝卜丝、蘑菇片等，只要是没有酸味的蔬菜都可以。

能够接受原味蔬菜粥最好，对没有高血压的人来说，在蔬菜粥里放一点鸡汤和少量盐调味也可以，但一定要注意必须少加盐，否则就可能造成钠摄入过量。

至于炒饭的时候多加点蔬菜，那就更加简单啦。

面食里面加点蔬菜

在包子、饺子、馅饼、卷饼等面食里加入蔬菜，是我国传统的烹饪方法。把蔬菜浆加入面糊，做成蔬菜汁发糕、蔬菜汁馒头等，也是近年来的常见做法。在西餐中，也有把蔬菜泥拌到意大利面、通心粉中或夹在三明治、帕尼尼里的做法。

做蔬菜软煎饼，操作最为简单，既不需要打浆机，也不需要破壁机，只要把比较硬的蔬菜用擦子擦成丝，绿叶菜和蘑菇直接切成丝就行了。面糊里加入鸡蛋，再加入蔬菜，加点盐、胡椒粉、咖喱粉之类的调料，就可以摊成软饼了。试试胡萝卜香菇鸡蛋饼，老人孩子都爱吃。把饼本身做得淡一点，让孩子挤上一点番茄沙司配着软煎饼吃，他们会更加迷恋这种美味。

蔬菜软煎饼当早餐吃尤其好。因为早餐本来就很少能吃到蔬菜，而吃蔬菜软煎饼时，一个饼里有主食，有蛋类，还有两种蔬菜，很轻松就做到食物多样化了。需要注意的是，摊煎饼时要用平底不粘锅，不要多放油。

鱼肉里面加点蔬菜

在炖肉烧肉的时候，多放一些蔬菜。比如说，原来红烧肉里只有肉，现在加入了海带、香菇、冬笋、胡萝卜、金针菇、木耳等，就轻松增加了几种蔬菜。蔬菜吸收了肉汁之后，味道甚至会比肉本身更加鲜美。

同理，在做红烧鱼的时候，也可以放一些蘑菇、木耳、笋片等。做鱼汤的时候，就放一些白萝卜丝、海带丝、黄豆芽等，口味都很好。

蛋类里面加点蔬菜

蛋类特别适合和蔬菜一起烹调。比如说，把日常做的炒蛋换成蔬菜摊鸡蛋特别简单。先把蔬菜切碎，放在油里炒1分钟，然后把打好后加盐调了味的蛋液直接倒在蔬菜上面，然后摊成蛋饼或者搅碎成块，都可以。绝大多数蔬菜都可以用来摊蛋饼，比如青菜碎蛋饼、蘑菇碎蛋饼、青椒碎蛋饼、胡萝卜丝蛋饼、西葫芦丝蛋饼……想想都很诱人啊！

蔬菜还可以先打成浆，然后和蛋液混合，蒸成蛋羹。比如说，把青菜浆和蛋液混合蒸成绿色的蛋羹，把胡萝卜浆和蛋液混合蒸成橙色的蛋羹，看起来很别致，吃起来也很美味。

饮料里面加点蔬菜

把蔬菜打成浆做成各种饮料，也是一个轻松增加蔬菜摄入量的方法。虽然打浆可能会损失一些维生素C，但毕竟还能吃进去钾、镁、膳食纤维等健康成分。

需要注意的是，将蔬菜水果混合打浆给孩子喝的时候，可以少用点水果，多用点蔬菜，有微微一点甜味能喝进去就行了。还可以尝试用淀粉类的蔬菜打浆，比如山药甜玉米浆、芋头甜豌豆浆等，完全不用加糖，喝起来口感也不错。

? 鲜香菇用小苏打浸泡会破坏维生素吗

鲜香菇容易发生酶促褐变，碱性条件会加促这种褐变。同时，用碱性水长时间浸泡，会损害细胞壁结构，使其中的营养物质溶出，口感也会变差。另外，由于维生素B_1、维生素B_2和维生素C都特别怕碱，所以在碱性条件下浸泡，这些维生素的含量会大幅度降低。

小苏打虽然没有毒，是一种许可使用的食品添加剂，但这种做法既不利于口感，也不利于营养。把用小苏打水浸泡过的食物和其他食材一起煮，还会使其他蔬菜/肉蛋中的维生素也受到损失。总之，不赞成用小苏打水长时间浸泡蔬菜。

用菠菜做婴儿辅食时一定要先焯一下水

菠菜含草酸多，草酸对消化道黏膜表面的蛋白质有一定损害作用。婴儿胃肠娇嫩，对抗营养因素的抵抗能力较差。奶和草酸结合会减少这种伤害，但也会降低奶中钙和蛋白质的吸收和利用。所以还是焯烫一下再打泥比较好。大部分绿叶菜草酸并不多，如油菜、小白菜、芥蓝、生菜等，可直接蒸熟，再加入蒸菜水打成泥。

如果青菜不涩，煮粥也不必提前焯水

先焯一次，再煮一次，就是两次加热。加热时间长了，自然是会增加维生素损失的。如果青菜味道不涩（草酸很少），则不必提前焯水，可以直接把少量青菜切碎，下到煮好的滚沸的粥里，滚一下就关火。等粥凉下来，青菜碎就非常软了。因为粥很黏稠，热量不容易散发，所以不需要煮很长时间。

除非是菠菜、苋菜这样的高草酸蔬菜，才需要提前焯水去掉草酸，然后切碎加入煮好的粥里。焯水时可以加一点熟油或香油，既能增加香气，又能减少水溶性营养物质的流失。

如果想焯一次吃几次，也是可以的。但第一次焯的时间要尽可能短，烫半分钟就足够了，不要一次彻底烫熟。焯的主要作用是去掉草酸，灭掉氧化酶。然后分成几份冷藏或冷冻。等煮好粥时，再加入青菜碎，滚一下就出锅。这样可以减少营养素的损失。

🥣 有些蔬菜需要焯烫，但不要过凉水

有些蔬菜比较涩（草酸含量可能较高），比如菠菜、春笋等，焯烫后直接捞出来，平摊在大盘里就能很快降温，它们不需要过一遍凉水。等不那么烫的时候就分成几份，一份直接加调料拌着吃，其余分装在盒里冷藏或冷冻保存。过凉水之后再加调料不易进味，而且蔬菜被从热水中捞出后突然过凉水，温度骤变会让蔬菜的质地变得坚韧，既难吃又损失可溶性营养素。

🥣 宝宝最适合吃水油焖菜

在放了点熟油、水也不太多的锅里煮软青菜，就是水油焖做法，只要稍微延长一点焖煮的时间，就非常适合给添加辅食的婴儿食用了。对于鲜嫩不涩的蔬菜来说，水多了不仅损失鲜味，而且还损失很多水溶性营养素。不必用油炒，更不要油炸。油炒菜口感比较韧，宝宝反而不好消化。油炸则更硬，还会引入微量的有害物质。

水油焖菜需要放点油

烹调绿叶菜时，不建议全用清水白煮。推荐用水油焖的方法，烹调时少量放点油，否则口味上不香、不软，影响蔬菜摄入量。油脂不仅能提供必需脂肪酸和维生素E，还能帮助维生素K和胡萝卜素的吸收和利用。可以用橄榄油替代香油做水油焖菜，只是维生素E少点，味道也不如香油好。还可以换成核桃油、亚麻籽油、牛油果油、巴旦木油、榛子油等，但是价格就贵多了。一个简单的方法是在炒其他菜肴时，舀出一勺已经爆香的熟油，或者撇出一勺鸡汤、肉汤的浮油，用它们来做水油焖菜。

如果实在不想做菜时加入烹调油，建议每天早上吃两个核桃，用果仁补充维生素E。

蒸蔬菜最好是水煮开后再开始蒸

所有蔬菜都适宜在蒸锅沸腾"上汽"之后再放入蒸制。食品加工中，加热的原则是迅速提升温度，杀菌灭酶，尽量缩短总的加热时间。否则在低温下放入，逐渐升高温度，时间必然要延长，灭酶效果必然很差，营养损失更加严重，而且口感也不好。

蔬菜汁可以补充营养吗

如果不明显甜的话，蔬菜汁作为三餐之外的补充是可以的，但是需要注意：第一，不要用喝蔬菜汁来替代三餐吃蔬菜；第二，购买时仔细看看蔬菜原汁含量是多少，100克饮料中含多少碳水化合物；第三，自制果蔬汁不要加大量甜水果，以免最后变成喝高糖饮料。

? 不焯水，直接用生蔬菜打汁喝可以吗

绿叶菜并非每一种都是高草酸的。小白菜、小油菜、油麦菜的草酸含量都要比苹果还要低，不需要刻意焯水去除草酸。

蔬菜焯水会损失最多一半的水溶性营养素（维生素C、叶酸等），包括硝酸盐。但理论上来说，焯水之后打汁比较好喝，能去掉生味，同时起到杀菌、杀灭寄生虫卵、去除农药的作用，安全方面比较可靠。比如婴幼儿、孕妇、消化不良者和体弱的老年人都适合先把蔬菜快速焯烫一下再打浆。为了安全，即便损失一点营养素也值得，毕竟蔬菜汁是三餐之外额外喝进去的，怎么都是增加营养。

如果年轻、胃肠好，不嫌弃生菜叶子味，菜本身也不太涩，其实直接打浆也是可以的。打蔬果浆的时候如果加点冰块（记得用消过毒的水来冻冰块）也可以，滴一点点蜂蜜，直接就能做成淡甜的冷饮了。

凉拌木耳的清爽做法

凉拌木耳是一道夏天吃起来很清爽的减肥小菜，而且制作方法简单极了。

木耳先泡发（最好是洗净后加凉白开，放冰箱里泡2小时以上），撕成小朵，然后放沸水里煮1～2分钟，捞出来晾凉到室温，最后加入调味汁拌一下即可。

调味汁配料举例：香醋2份，生抽1份（推荐氨基酸态氮含量至少为1.20%的产品）；芥末油3滴或青芥辣挤出3厘米长，搅匀；小磨香油（芝麻油）和亚麻籽油各1茶匙（取咖啡的小勺）。以上配料可以用来拌1碗水发木耳。两种油可以改成花椒油、辣椒油等。最后撒一点点切碎的香菜和红辣椒圈做点缀，加入泡椒或蒜蓉也别有风味。

少量的芥末油或青芥辣能让这道菜变得特别清新凉爽，乃是调味之亮点哦！不要放到明显觉得辣、呛的程度。运用得当时，你才能发现这种调味品的妙处所在。

熟吃番茄可更好地补充番茄红素

红色的番茄、深红色的樱桃番茄，都是番茄红素的来源。纯番茄酱含的糖分少，番茄红素含量却很高。做菜喝汤时，可以加些番茄，也可以添加番茄酱。烹调番茄蛋汤时稍微加几滴油，并把番茄煮软，能更好地促进番茄红素的吸收。

番茄适合配什么菜

把番茄加入菜里作为配料，比醋的酸味更清新，颜色又好看。番茄炒茄丁、番茄炒西葫芦、番茄炒菜花等，味道和色彩都非常好。不过，虽然什么菜几乎都可以和番茄一起炒，但菜的质地不同，放番茄的时机也不一样。

番茄中含有维生素C和有机酸，它们是酸性的，会帮助植物细胞壁对热保持稳定，不容易垮塌变软。所以，如果希望菜肴不要太软烂，甚至口感脆一点，就需要早放番茄。比如炒脆土豆丝、炒脆藕片、炒脆山药片等，早点加酸性物质保护细胞壁（白醋、番茄、柠檬汁），炒出来的菜就不会软塌塌的。反之，如果煮绿叶蔬菜，就不能放番茄了，否则会加固"菜筋"，煮出来口感很韧，很塞牙。

做鱼片的时候，因为怕鱼片碎掉，希望它保持口感，不要太软烂，所以这时候就适合用酸汤、番茄汤来煮。反之，如果希望食材软烂点，那就得晚放番茄，等菜或肉软了之后再加进去，比如番茄牛腩。

番茄能护色也能褪色

炒菜的时候，早点放番茄进去，能预防酶促褐变，保持菜肴的清爽颜色。这是因为酸性条件本身就抑制酚氧化酶的活性，番茄中的维生素C还能使被氧化的酚类物质从醌还原成酚，从而预防它们聚合生成深色物质。比如茄子、山药、藕、土豆等食材，都可以用这种方法来护色。

不过，如果把番茄加入富含叶绿素的绿叶菜食材当中，就会促进叶绿素的褪色，让鲜绿的颜色变黄变暗。这是因为，在酸性条件下，叶绿素容易发生"脱镁作用"，变成黯淡的橄榄绿色。这种作用无毒无害，但确实会让卖相大打折扣。

番茄菜花，高维生素C组合

酸性环境有利于保护维生素C，无论是放醋、柠檬汁还是番茄或番茄酱，都可以得到这种效果。比如说，番茄和菜花是高维生素C组合。菜花的维生素C含量远高于番茄，但番茄的酸性可以保护菜花中的维生素C受热稳定。先把菜花烹到适度的软硬，再加入番茄片——乳白配嫣红的番茄菜花，颜色、营养和口味都值得称赞。

少油也能炒出好吃的茄子

炒茄子的时候，很多人都比较纠结：少放油不好吃，放油多又怕胖。减少茄子吸油量的方式有以下几个。

先把茄子切条/丁，在蒸锅里蒸几分钟到半熟，让它的表面吸水饱和，然后再炒，吸油就少了。

先把茄子切条/丁，放在锅里，锅内不放油，小火翻炒几分钟，让它的表面失水而变得致密，然后再炒，吸油就少了。

先把茄子切条/丁，放在微波炉里加热2~3分钟，让它失去海绵结构，然后再炒，吸油就少了。

按照这些做法，烹调100克茄子只需不超过5克油。即便没有吸入那么多油，只要放点肉末炒，或者放一些花椒、蒜末、姜末之类的调料，加点酱油、醋等浓味调料，或者加点番茄/番茄酱，做出来的茄子也很好吃。这样，我们就可以放心多吃点，把茄子里的抗氧化物质、果胶和钾元素充分纳入腹中。

茄子烤着吃也美味

如果家里有烤箱，把茄子用锡纸包起来，慢慢烤到柔软状态就行了。假如上面加一点奶酪碎，味道会更好。做好之后，撒点胡椒盐，放点番茄沙司或者其他沙拉酱配着吃，味道都不错。

如果没有烤箱，就把茄子切好之后放在薄薄抹上一点油的电饼铛或平锅里，盖上盖子，小火慢慢烤，然后过几分钟等一面软了，再翻面烤。两面都柔软之后拿出来，撒上花椒盐或胡椒盐，就可以吃了。

水油焖西蓝花的做法

汤锅中放半杯水，煮沸后立刻放入半汤匙香油，加入切小朵的西蓝花（半个），混匀，盖盖子中火焖3分钟（不要火太大让锅变干）。若喜欢吃软的，就增加1~2分钟焖的时间。打开盖子，关火，盛出西蓝花，加少量调料拌匀即可。若不用盐，直接加些榨菜末或虾皮粉调味，还能额外得到一点鲜味和营养素呢。菜水很少，整体状态和炒西蓝花相似。

如果想要更多的美食感，就在沸水中加入火腿片、口蘑片、水发木耳等，小火先煮2分钟，然后加入西蓝花，色彩就更漂亮了。

蔬菜沙拉和沙拉酱

凡是生吃的、以混合蔬菜为主的食物，都可以叫作沙拉，其中可以包括水果、奶酪、蛋、肉、鱼等配料。各种中式凉拌菜，如老醋菠菜、拍黄瓜等，其实就是中式沙拉。

能拌凉菜的混合调料，有中式、西式、日式之分。稠一点的叫作沙拉酱，比如蛋黄酱和千岛酱；稀一点的叫作沙拉汁，比如油醋汁。千岛酱和蛋黄酱都属于沙拉酱的范畴。自家用酱油、醋、芝麻油或辣椒油拌的汁，广义来说也属于沙拉汁。

实际上，用中式烹调法，加一点盐，拍点蒜蓉，再加点醋和少量芝麻油，拌出来的凉菜既低脂又健康，比放沙拉酱更有利于防止肥胖。也可以用芝麻酱加盐和醋调成汁，其中的钙、铁、维生素E含量都很高。

安全泡发木耳、香菇等干货

先洗净木耳，然后加水，放冰箱里冷藏浸泡半天。这样做既能保证安全，木耳还特别饱满（低温下蛋白质吸水性增强）。水发木耳如果当天没吃完，在冰箱里可存放2~3天。其他需要泡发的如银耳、香菇、海带等也可以同样操作。

室温泡发时，微生物过度繁殖的风险较大，建议不要超过3小时。特别是木耳、银耳，抑菌性很差，夏天室温泡几小时极易变味、长膜，泡发的水变浑浊，木耳本身变糟软，这些都是细菌过度繁殖的表现。

最可怕的是，这类食物有被椰毒假单胞菌污染的风险，室温下有可能产生米酵菌酸之类的耐热毒素，无法通过烹调去除。遗憾的是，网上多次看到有因为吃常温泡发的木耳、银耳中毒而进ICU，甚至失去生命的报道。所以，泡发干货，如果超过3小时，一定要在冷藏室里泡！

胡萝卜用刮刀处理很方便

切硬硬的胡萝卜有点麻烦，但用刮刀刮成薄片炒着吃就方便多了，不仅容易熟，而且更好吃。先在油里放点小茴香再放胡萝卜片，会特别美味。放花椒、孜然来炒，味道就更浓郁了，只是不一定人人都能接受。不过加香辛料的美味真的是令人陶醉，要勇于尝试哦！

没有涩味的脆嫩蔬菜适合生拌

部分绿叶菜有点苦涩，直接做生拌菜不太好吃，一般是焯熟再拌。理论上来说，除了含有凝集素、生吃可能出现食物中毒的豆角和嫩豆外，其他大部分蔬菜都是可以生吃的。将白菜（或圆白菜）、萝卜（或胡萝卜）切成细丝，可以作为蔬菜沙拉的原料。然而，中国人舌头挑剔，一般只用生菜、鸡毛菜、紫甘蓝、油麦菜、黄瓜、番茄等苦涩味很小的脆嫩蔬菜来生拌。

生蔬菜没有经过杀菌，细胞壁没有经过软化，刺激胃肠运动的能力较强，消化不良、胃酸不足、容易腹泻的人不适合多吃。

🥣 月饼大拌菜

如果五仁月饼没有吃完，可以用来做"月饼大拌菜"。就是餐馆那种生菜、番茄、黄瓜、甜椒、鸡毛菜、芝麻菜之类的生蔬菜一大碗，加上半块切碎的五仁月饼，再撒上调料。喜欢酸甜口的，可以直接加酸奶；不喜欢甜口的，可以按常规加香油或橄榄油、白醋或水果醋和盐。喜欢放鸡精的就不用放盐，直接加点鸡精，味道都不错。

🥣 凉拌紫甘蓝

紫甘蓝如果要凉拌吃，最好要切得很细，还要加足够的白醋，加一点糖，再加一小勺小磨香油。如果用蜂蜜醋或甜醋，味道已经很甜了，就不需要加糖了。如果没有芝麻香油，用核桃油替代味道也不错。

🥣 自制紫甘蓝泡菜

水煮沸后晾凉，加入盐、姜、花椒、月桂叶、大蒜片、维生素C片等备用。紫甘蓝和其他新鲜蔬菜洗净沥干切块，基本上塞满泡菜坛子。将备好的凉白开灌到距离坛口上沿2厘米的地方。把坛子盖上，坛沿保持有水。一定要注意泡够时间，天冷的时候需要20天以上，天暖时2周以上，再取出食用，这时的亚硝酸盐含量已经很低，能够保证安全性。腌好的紫甘蓝泡菜脆脆的非常可口，水的颜色被花青素染成粉红色，非常漂亮。

无法开火做蔬菜时的四个补救办法

1　在主食中增加香蕉、土豆、红薯、藕等含有膳食纤维、钾和维生素C的食材。

2　用番茄、黄瓜、生菜、甜椒、苦菊、油麦菜、鸡毛菜、茼蒿尖等做少油沙拉。

3　把小油菜、大白菜、萝卜、胡萝卜、大葱、香菜等洗净，蘸调味酱或芝麻酱吃。

4　把圆白菜、紫甘蓝、莴笋等切成极细的丝，做成凉拌菜。

科学储存
营养损失少

绿叶蔬菜要冷藏保存

大多数绿叶蔬菜不能放很久，只能在冷藏温度下保存。在0~4摄氏度，85%~90%左右的相对湿度下保存，可避免萎蔫和腐烂，延长2~3天的保存期。储藏的时候，把绿叶菜用吸水纸、厨房纸等包起来，然后放在塑料袋中，松松地扎上口，放在冷藏室中，能保鲜更久一点。在绿叶菜中，西蓝花算是比较耐储的，如果买来的时候新鲜，放一周也可以。

怕干瘪的蔬菜用保鲜膜包裹再冷藏

茄子、藕、萝卜、豆角、西葫芦之类的蔬菜比较怕干瘪。用保鲜膜把它们包起来冷藏，能尽量长时间地保持它们的鲜嫩状态。

冷冻蔬菜的保质期

冷冻蔬菜的保质期有多长要看其制作方式，以及储藏温度。

冷冻之前经过恰当的加热灭酶处理，并去除组织中的氧气，有利于延长保质期。

储藏温度稳定在零下**18**摄氏度及以下，可以储藏**12**个月。超市的冷冻食品都是这个保质期限。如果温度向上波动频繁，经常会比零下**18**摄氏度高，那么保质期就会相应缩短。

但是，这只能保证解冻之后不腐败，并不能保证其中的抗氧化成分和维生素**C**一点都不会损失。这些有益成分都会随着冷冻时间的延长而逐渐减少。所以，即便冷冻食品保质期长，也不必非要等到半年或一年之后再吃。尽早食用，可以减少营养素的损失。

土豆要冷凉避光保存

土豆必须放在冷凉条件下，而且必须避光。它见光容易发青，温暖条件下容易发芽，表皮部分和芽附近会产生较多的茄碱（龙葵毒素）。

合理利用冰箱空间

为了合理利用冰箱的储藏空间，如果买来的菜没法全部放进冰箱，则白菜、圆白菜、洋葱、整个冬瓜之类耐储的蔬菜，可以暂时放在室温冷凉处。注意，冷藏的生蔬菜要放在下层，不要和熟的食物一起放在上层，避免交叉污染。

如果想提前把蔬菜择好、洗好、切好第二天吃，那么这些处理过的生蔬菜最好被分装入保鲜袋，放在零度保鲜盒中暂存。

新鲜蔬菜冷冻保存必须先热烫

各种新鲜蔬菜在冷冻之前都最好经过热烫或热蒸汽灭酶，大多数新鲜蔬菜不能直接冷冻。如果直接冷冻，就会变色又变味。先沸水烫半分钟到1分钟，晾凉后再分装冷冻效果更好。各种绿叶蔬菜、毛豆、蚕豆、豆角都可以，不过也要考虑是想要节省时间还是节约电费。

在室温下过夜的烹熟绿叶菜，坚决不要吃

假如把剩的烹熟绿叶菜直接放在室温下过夜，那是坚决不能再吃的。因为在室温条件下，会大量繁殖细菌。除非是专门接种的有益菌，否则食物中细菌过量，本身就是极大的不安全因素。一些杂菌也会把蔬菜中的硝酸盐转变成亚硝酸盐，使亚硝酸盐含量迅速上升，这是另一个不安全因素。

虽然硝酸盐有扩张血管的有益作用，但一旦被微生物转变成亚硝酸盐，就会带来两个方面的危险：会促进胃中亚硝胺类致癌物的合成，数量大时甚至可能造成血红蛋白无法携氧，发生急性中毒。

菜太多，一次吃不完怎么办

如果一次做菜的分量大一点，可分两次吃。菜做好之后，马上把其中一半放进干净的保鲜盒冷藏起来，另一半当餐吃掉。冷藏可以存24小时。第二天加热杀菌后再吃另一半。还可以把菜做成半成品，第二天再加其他配料烹调。

比如说，蔬菜先焯到八分熟，捞出来存一半。剩下的一半再放到肉汤里煮1分钟，或者加其他配料炒熟，当时吃。保存的那一半蔬菜半成品，第二天再如法炮制。这样就不用担心亚硝酸盐的问题了。只要及时冷藏，抑制细菌生长，是不会出现亚硝酸盐过量问题的，第二天吃起来也很方便。

提前分装冷藏的过夜菜是安全的

把蔬菜做熟后，在未翻动的情况下，取出一部分分装到干净的保鲜盒中，轻轻盖上盖子，然后放在冰箱里冷藏过夜，那么初始菌较少，细菌的繁殖也会因冷藏而受到抑制，不至于达到过量的程度。因为细菌不多，从硝酸盐转变成亚硝酸盐的数量也就很少，不足以造成安全威胁。这样的过夜菜加热杀菌一下再吃，是没有安全问题的。

即使吃冷藏过夜蔬菜，也比不吃好

对那些可以吃到新鲜蔬菜的朋友来说，吃剩菜当然不如吃新鲜烹制的绿叶蔬菜好！因为随着时间的推移，特别是二次加热杀菌之后，维生素和抗氧化物质的含量都会下降，同时新鲜风味也会大打折扣。然而，对于因为种种原因没法烹制新鲜蔬菜的朋友而言，即使吃冷藏过夜的绿叶菜也比完全不吃绿叶菜要好得多。

绿叶菜可以早上吃

每天至少吃一次绿叶蔬菜，对健康的作用真的不可忽视。如果中午吃盒饭快餐吃不到绿叶蔬菜，那么晚上一定要多吃点。如果中午和晚上都要在外就餐，那么绿叶蔬菜也可以放在早上吃。

头天晚上烫好绿叶蔬菜，或者做成半熟状态，及时放冰箱冷藏，到第二天早上拿出来，放在汤面、米线、粥等食物中加热吃，是非常方便的，并且没有亚硝酸盐中毒的风险，倒是能得到更多的维生素K_1和其他营养素。

剩菜也可以翻新吃

能安全吃的剩菜还可以进行翻新处理。比如说，加点肉末，加点调味酱，加点香菇和木耳，在锅里翻炒一两分钟杀个菌，就变成新菜了。如果量少，还可以加点水、汤料或鲜汤，加几滴香油，做成菜汤。

？ 蔬菜罐头还有营养吗

多数蔬菜罐头的维生素C和叶酸都有严重损失，维生素B_2和烟酸相对损失少一些。有酸味的蔬菜，比如番茄和番茄酱，加工后维生素C损失较小。因为酸性条件有利于多数维生素的保存，特别是维生素C。所以，罐头蔬菜不能完全替代新鲜蔬菜。

随着罐头储藏时间的延长，维生素的损失会缓慢增加。储藏温度越高，损失速度越快。无论是什么食物，降低储藏温度甚至冷藏，都能降低营养素的损失。所以包装上都会写明，放在阴凉处保存。

但是，其中的钙、镁、铁、膳食纤维等成分受加工储藏条件的影响较小，维生素和类黄酮等健康成分的保存率也不是零，所以罐头蔬菜并非一无是处。在新鲜蔬菜不足的情况下，它们对促进健康仍有意义。特别是在有些地方不太好买到新鲜食材，或者是某些新鲜食材有季节性，或者是新鲜食材有时候比较贵的时候，食用蔬菜罐头既方便又可丰富食材的多样性。例如，把罐装保存的嫩豌豆、蘑菇、玉米笋、番茄等食材搭配在菜肴中，可以给蔬菜增加更多的色彩和口感。

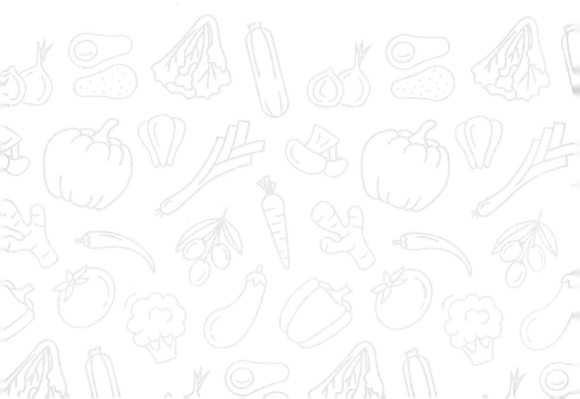

能替代部分 主食的蔬菜

嫩豌豆可以替代部分主食

嫩豌豆中淀粉含量不高，含有较多水分和维生素C，按分类属于蔬菜。但它比一般蔬菜含碳水化合物略多一些，膳食纤维含量也高，属于慢消化食物，不会引起血糖的快速上升。用半碗豌豆替代两三口饭不容易饿。但请注意，嫩豆类的食物钾太多，膳食纤维太多，淀粉偏少，其中还含有低聚糖和抗营养成分。对消化能力较弱的人来说，容易引起胀气，所以不建议用嫩豌豆替代全部主食。

土豆可以替代部分主食

土豆的淀粉含量可以达到16%～24%，按干重比时，蛋白质的数量和大米差不多，质量比米面还要好。在碳水化合物总量不变的前提下，用土豆替代部分米饭可增加营养素供应，如维生素C、维生素B_1、钾都大幅度增加了，维生素B_2、镁和膳食纤维也有增加，蛋白质质量也有所改善。

因为土豆饱腹感比米饭要强（按同样热量计算），所以很多人用土豆替代米饭时，容易吃不够量，而量不够就等于节食。这不是土豆的错，是吃得不合理的缘故。所以建议只用土豆来代替部分主食，而且要注意补充蛋白质。

除了土豆，芋头、山药和藕等富含淀粉的蔬菜，都可以部分替代主食。

富含淀粉的蔬菜最好充分烹熟

富含淀粉的蔬菜，如山药、土豆、藕、荸荠等，如果不煮到绵软状态，半生食或生食，那么其中的大部分淀粉不能被充分消化（未糊化的淀粉属于抗性淀粉），在大肠中被微生物发酵产气，对消化能力弱的人来说，也会引起胀气。

> 但是，对需要减肥和降血压的人来说，富含淀粉的蔬菜能提供大量的钾元素，脆爽状态时还能提供更多的抗性淀粉，吃一些是有益无害的。

胡萝卜和南瓜不能替代主食

胡萝卜的碳水化合物含量只有5%，虽然口感比普通蔬菜甜一点，但和主食的要求差得太远了。熟米饭的碳水化合物含量都有至少30%呢。如果用等量胡萝卜替代米饭，有可能会饿坏的。南瓜和胡萝卜差不多，有些比较面的南瓜品种，碳水化合物含量高一些，但也就10%左右。而且，南瓜的胡萝卜素和果胶含量较高，全部用南瓜替代主食可能会出现皮肤变黄和腹胀等情况。所以，吃了南瓜可以减一点主食，但不能直接用南瓜替代主食。

毛豆不能替代主食

毛豆是黄大豆的童年时期。它是几乎不含淀粉的，和嫩蚕豆、嫩豌豆一样，属于嫩豆类的蔬菜，所以不能替代主食。不过，它比一般的蔬菜脂肪含量高一点，B族维生素和膳食纤维也更多一些。吃多了有可能造成腹胀。

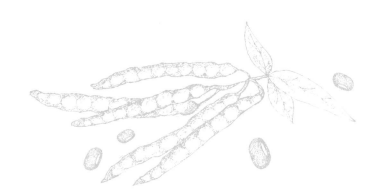

网友问答

1. 蔬菜是焯水好还是蒸好

问 我平时在家比较重视健康的烹调方式，很不用油，有时候直接蒸菜吃。看到有些网友说焯水的烹调方式更好，请问范老师蔬菜是焯水好还是蒸好？

答 烹调方法没有十全十美的，都会有缺点。主要看你重视什么，不重视什么。想营养素百分之百保留，只能吃生……但同时，妨碍营养素吸收的物质也百分之百保留了下来。

从去草酸的角度来说，焯水好。草酸易溶于水。蒸的时候去除率低，毕竟没有那么多水来溶解草酸。从去亚硝酸盐的角度来说也是一样。不过，新鲜蔬菜亚硝酸盐含量本来就非常低，不用考虑这种事情。除非你吃的是很不新鲜的蔬菜，而且还是叶菜，才需要考虑。

从保存水溶性维生素的角度来说，短时间蒸是最好的。蒸的时间太久也是不行的。具体蒸几分钟，要看你蒸菜的数量、体积，蒸制的火力以及菜和蒸汽接触的面积。一般来说，蒸绿叶蔬菜几分钟就可以了。南瓜、土豆、茄子、豆角之类切块蒸熟需要10～20分钟。

蒸菜好还是焯菜好，还要看它们的草酸含量。其实草酸含量高的无非就是那几种有涩味的蔬菜：菠菜、苋菜、韭菜、木耳菜、牛皮菜、番杏、竹笋等，以及马齿苋、蒲公英之类的野菜。焯烫之后虽然损失了一些维生素，但也能有效去除草酸。其中，韭菜大家实在舍不得焯水，怕去掉香味。至于其他草酸少的蔬菜，自然是蒸一下营养上更划算一些。

不过，很多人只会焯烫，觉得时间比较容易掌握，那就焯烫一下好了。研究表明，焯烫一下再速冻，和从生的状态直接冷冻相比，损失的营养反而会少一些。因为焯烫能灭掉各种影响储藏品质的酶，还能去掉组织空隙中的氧气，同时也能延缓色泽和风味的变化。

2. 吃绿叶蔬菜能补钙吗 🔍

🔘 生活中有很多补钙的方式，吃绿叶蔬菜就可以补钙，这个说法是真的吗？

答 绿叶蔬菜能不能补钙关键看以下三点。

① 到底是什么蔬菜，它的草酸含量高不高？

② 蔬菜的钙含量是多少，钙/草酸比值是多少？

③ 是怎么烹调蔬菜的，是否有利于去除草酸？

如果绿叶蔬菜是菠菜，直接吃，那么确实无法帮助人体补钙。由于菠菜草酸含量高，钙的利用率会很低；焯烫之后吃，草酸去掉多半，效果就会改善。因为钙是一种不溶性的元素，焯烫不会损失钙，却能去掉草酸，从而改善钙/草酸的比值，提高钙的生物利用率。

如果绿叶蔬菜是菜心、芥蓝之类十字花科的绿叶蔬菜，那么吃它们可以帮助人体补钙，因为它们的草酸含量低，而钙含量高。它们的钙/草酸比值较高，钙的利用率就可以提升。有研究证实，菜心的钙利用率接近于牛奶。

也有些绿叶菜，草酸含量虽然很低，但钙含量也不高，比如绿叶生菜、油麦菜等。不过，它们还可以通过提供钾和镁来改善钙的利用率，减少尿钙损失，所以仍然对骨骼健康有益。

3. 吃未成熟的番茄会中毒吗 🔍

问　我最近收到村里送的青西红柿，炒菜吃很下饭。吃完后我还惦记这个口味，想去菜市场买点青西红柿，菜贩说未成熟的西红柿有毒，这是真的吗？

答　番茄、茄子、辣椒、土豆都是茄科的蔬菜。它们或多或少都含有龙葵素（茄碱）。龙葵素是一种有毒生物碱，也是一种药物成分，有降压和强心的作用。土豆发芽时龙葵素含量大幅度提高，可引起中毒。番茄在没有成熟的时候，龙葵素含量也会比熟后高一些，不过，未充分成熟的番茄中那点龙葵素的含量，远低于发芽土豆的水平。

对于龙葵素等天然食物中的生物碱，胃肠差的人会比较敏感，胃肠好的人耐受性强，吃了没有不舒服就不用担心。若有不良反应，首先会出现舌头麻、反胃、呕吐等症状。

另外，番茄有很多不同颜色的品种，红色只是其中最常见的品种颜色，目前，绿色、黄色、紫黑色的番茄，也已经出现在市场中。有些品种不含有类胡萝卜素，即便成熟之后也是绿色的，这种绿番茄就不用担心啦，因为成熟后龙葵碱含量会降到很低的水平。

4. 绿叶菜里的维生素K_1有利于长寿吗

问 经常听说多吃绿叶菜可以长寿，因为里面含有维生素K_1，这种说法是对的吗？

答 有营养流行病学研究发现，若膳食中维生素K_1的摄入量增加，则全因死亡率下降，心血管疾病的风险也下降。在排除可能的干扰因素之后，膳食中维生素K_1摄入量最高的一组和最低的一组相比，全因死亡风险下降了22%，心血管疾病死亡风险下降了26%，癌症风险下降了18%。

最低一组摄入的维生素K_1是每天57微克，而最高一组是192微克。192微克这个数值大约只相当于不到50克菠菜，真的不算多（因为这是欧洲的流行病学调查结果，他们吃绿叶菜往往是拌沙拉，很难吃到两三百克的绿叶菜）。

尽管这些研究结果还需要得到更多的重复确认，但维生素K_1作为一个重要的健康因素，值得更多的人去关注。此前早已了解，维生素K_1与凝血功能相关，也与骨骼健康和心血管健康相关；而近年来的研究提示，来自绿叶菜的维生素K_1还可能对保护认知功能、降低死亡风险有好处。

这里要解释一下，维生素K是一个大家族，由若干种化合物组成。其中维生素K_1的化学名称为"叶绿醌"，就是绿叶蔬菜中所富含的那种维生素K。叶绿醌和叶绿素只有一字之差，顾名思义，它的含量和叶绿素的含量有很大的相关性。

除了菠菜之外，木耳菜、红薯叶、南瓜尖、空心菜、莴笋叶、香菜（芫荽）、芹菜叶、碧绿的黑豆苗等各种深绿色的蔬菜，都是上好的维生素K_1的来源。西蓝花的维生素K_1含量也还可以，因为它的花球部分比较绿。可以这么理解，蔬菜颜色越绿，叶绿素含量越高，维生素K_1的含量通常也会越高。

由于维生素K_1是脂溶性维生素，所以在日常蒸煮烹调中损失率不太高，吃焯烫过的菠菜，吃麻辣烫，都不妨碍获取这种营养成分。

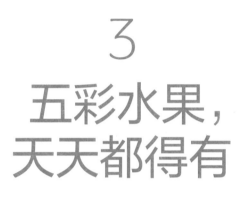

3
五彩水果，
天天都得有

水果和水果不一样

热带水果、亚热带水果和温带水果

　　按照水果的产区，可以分为热带水果、亚热带水果和温带水果。多数热带和亚热带水果喜欢在终年温暖的地区生长，如香蕉、木瓜（番木瓜）、芒果、菠萝、火龙果、榴莲、百香果等。也有些亚热带水果喜欢在温暖但冬季有点凉的气候下生长，如柑橘类、枇杷、无花果、猕猴桃等。温带水果则能够耐受寒冷的北方冬季，以苹果、梨、杏、桃、葡萄、枣、柿子等为代表。也有些水果在很多地区都能生长，比如西瓜、草莓，既能在温带地区的春夏生长，也能在亚热带的冬春栽培。

　　之所以要做这样的区分，主要是因为它们具有风味差异和血糖特性差异。温带水果通常风味比较清爽，血糖指数较低；而热带水果香味浓郁，有些品种血糖指数较高。

吃水果要多样化

吃水果要尽量做到多样化，以便获取不同类型的保健成分。如橙黄色、橙红色水果富含类胡萝卜素，包括胡萝卜素、番茄红素、叶黄素等；紫红色、蓝紫色、紫黑色水果富含花青素；浅色水果可能富含酚酸类物质。

在吃水果总量不变的前提下，可以考虑以下几种方式来增加多样性：

第一，几种果蔬切块，混合放在一个大碗里，全家分享；

第二，一个大水果切开，和家人、室友分享；

第三，每天一个苹果或橙子等较大水果，再加一小把或少数比较小的水果，如蓝莓、草莓、鲜枣等。过几天换一次品种。

每一种水果都有它的优点。牛油果也好，香蕉也好，火龙果也好，苹果也好……它们既不是什么神奇食物，也不是什么有害食物。只要合理搭配，都可以放在健康食谱当中。

苹果表面的天然蜡能防腐

你去树上摘过苹果吗？刚摘下来的苹果表面是雾蒙蒙的，而且有一层蜡。那是天然的果粉和果蜡，不必害怕。果蜡有保水作用，可以预防苹果果肉中的水分蒸发而萎蔫。有些品种表皮厚、果蜡多，就比较耐储；有些则果皮薄、果蜡少，容易失水萎蔫，也容易被霉菌攻破。苹果、柑橘等水果在长途运输之前，人们通常要对水果表面进行处理。用保鲜剂加果蜡处理之后，水果才能安然漂洋过海，并在超市里很长时间保持光鲜状态，等待消费者的青睐。很多进口的水果显得特别漂亮，也是这个缘故。

？ 为什么苹果一年四季都能吃到

耐储的苹果可以在20摄氏度的屋子里放1个月而不会软烂。如果放到阴凉处，有的苹果能一直存到春节。所以，大可不必因为苹果1周没坏就感到惊讶。

为了让苹果四季供应，会把它们放到"气调冷库"里面储藏。这里不仅会把温度调整到0～2摄氏度的冷藏温度，降低微生物的繁殖速度，还会提升二氧化碳浓度，降低苹果的呼吸作用，让它们能安心"冬眠"。同时还要保持温度适宜，并采用多种方法来吸收苹果产生的天然催熟气体（乙烯），让果实不会萎蔫，也不会自动变软。有了这些储藏技术的帮助，苹果就可以一年四季随时出售，而且其中的营养成分和脆爽程度基本保持不变。

需要提示的是，一旦拿出冷库之后，就要尽快吃掉。否则苹果长时间放在室温下，品质会不断下降。即便没有霉菌来攻击，果子也会逐渐出现表皮萎蔫、变软、中心部分发褐等很多与失水、"衰老"和"生理病害"相关的变化。

国产嘎啦苹果更好吃

应季成熟的国产嘎啦苹果价格低廉，长得不是非常漂亮，略显暗淡，但特别有"苹果味"。从营养保健成分的角度来说，嘎啦苹果的多酚类物质含量较高，苹果皮里的"根皮苷"等保健成分也比较多，常常被用在与苹果相关的营养实验当中，所以，不要因为它价格低廉就忽视它。不过，这种苹果不耐储藏，口感很容易从脆爽变成"面软"的状态，所以买来后一定要赶紧吃掉。

花牛苹果味道香

很多国产苹果的品质并不逊色于进口产品。例如我国西北生产的花牛苹果表皮颜色鲜红，堪比进口的蛇果，味道更加香浓，维生素含量也优于不少富士苹果。不过，由于它在储藏中容易变面变软，因此有些人不太喜欢。但是，老人和幼童都很适合食用这种类型的苹果。

黄杏营养素含量高于苹果

　　黄色的杏富含果胶和类胡萝卜素，钾也非常丰富，它的营养素含量高于苹果。未加糖直接干制而成的杏干，也被认为是一种营养价值很高的水果干。但吃太多黄杏容易反酸，胃酸多的人需要注意。健康人每天吃几个就好，不要因为香甜而多吃。杏成熟后容易变软，吃不完的话，可以蒸熟或煮熟，冷冻保存，需要时取出一些，加点蜂蜜作为甜食食用。

? 什么样的桃子更健康

　　从果肉颜色来说，黄肉桃胡萝卜素更多，红肉桃花青素更多，白肉桃两者都少。

　　从果皮颜色来说，颜色深红甚至发黑的晚熟桃子，得到了最多的阳光照射，不仅味道甜，而且果肉部分都渗入了红色，花青素含量高，酚类物质丰富。

　　从类型来说，有研究发现，在白色果肉的桃子当中，以扁圆的蟠桃中抗氧化物质最多，活性最强。所以，神话故事中王母娘娘用蟠桃来做寿宴，是非常符合科学道理的，何况蟠桃的口感也是一流的。

> 白色的桃肉中含有"原花青素"，它在煮制加热过程中部分水解为花青素，会让桃肉变成浅红色。靠近果核部分的果肉尤其容易出现这种现象。所以，如果煮桃肉时发现有变色，不必紧张，这是正常现象。

桑葚富含膳食纤维和花青素

熟的桑葚甜甜的很好吃，它是花青素含量极为丰富的食物之一，而且微量元素和膳食纤维含量都特别高，是营养价值非常好的莓类水果。故而，桑葚干被纳入我国传统养生食材行列。不过，容易拉肚子的朋友要小心了，因为这种带很多细小种子的水果能有效促进大肠蠕动，加速食糜在肠道中的通过速度。但反过来，便秘的朋友吃它会感觉排便很畅快。

椰枣并不优于红枣

进口椰枣（也称海枣、波斯枣、伊拉克枣等）和我国的红枣不是同一种植物的果实，前者属于棕榈科，后者属于鼠李科。在大部分营养素项目上，椰枣不及我国的红枣。椰枣的含糖量在75%以上，葡萄糖和果糖含量很高。所谓吃了能减肥、对血糖控制有好处等说法是夸大其词的。实际上，干椰枣的血糖指数远高于我国的干红枣。

黑枣不是"枣"而是"柿"

黑枣，中文学名叫作君迁子，又叫软枣、牛奶枣、野柿子等。其实黑枣和大枣、小枣、乌枣等都不是同一种植物，甚至没有亲缘关系。日常吃的中国枣是鼠李科枣属的植物，而黑枣是柿科柿属的植物——它是一种地地道道的"微型柿子"。

黑枣和所有的水果干一样，富含糖分，也含有一些淀粉，而脂肪含量非常少。其中维生素C和多种B族维生素的含量都比苹果、梨、桃等高，富含钾元素，果胶含量高达3%。

黑枣中也含有丰富的多酚、花青素、原花青素和单宁等物质，单宁含量高达近1%，所以它的提取物有着很强的抗氧化能力。但同时，由于富含单宁类物质，黑枣对胃有一定刺激，消化不良者和胃肠疾病患者不宜多吃。

山楂是果胶之王

山楂是果胶含量最高的水果，果胶含量大约在2%，远高于号称富含果胶的苹果、桃子、草莓等水果。果胶是一种增稠剂、凝胶剂，故山楂只需加糖熬煮，即可凝结成山楂冻。果胶有延缓血脂、血糖上升的作用，还有利于人体内多种污染物质如铅、镉等的排出。除了果胶，山楂的矿物质含量也很高，特别是类黄酮等保健成分含量在水果中名列前茅，这也是它被列为药食兼用食材的原因之一。但是，山楂的酸度堪比柠檬，对胃有一定刺激，一次不可吃得过多。

柑橘类水果富含维生素C

柑橘类水果，包括橙、橘、柑、柚、柠檬、佛手等，一向有营养丰富的美名，特别是在欧美国家，它们是提供膳食中维生素C、钾和类胡萝卜素的重要食物。从维生素C含量来说，柑橘类远远高于苹果、梨、桃、杏、香蕉、葡萄等大众水果。比如说，富士苹果的维生素C含量只有每百克1~5毫克，而柑橘类的维生素C含量通常在每百克20~80毫克。

不过，柑橘类水果的健康价值绝非维生素C片可以替代的。例如，其中的橙皮素和柚皮素有很强的抗氧化和抗炎症作用。其中的柠檬酸有利于钙、铁元素的吸收利用。同时，柑橘类水果的血糖指数不高，很适合糖尿病、高血压患者及肥胖者食用。

樱桃高钾低血糖指数（GI）

很多人想不到，樱桃是一种经典的高钾食材。它的钾含量接近于香蕉，但含糖量不太高，热量只有香蕉的一半，适合高血压患者适量吃。

樱桃富含花青素和多种酚类物质。目前市售的樱桃中以紫黑色的、紫红色的和红色的为主，它们的颜色都来源于花色苷（花青素和糖形成的苷），是花青素的良好来源。果皮果肉的颜色越深浓，花青素含量就越高。花青素和维生素C、类黄酮相配合，有利于降低人体的炎症反应。所以，樱桃适合有慢性炎症和心脑血管疾病的人食用。

樱桃是低血糖指数水果。据《中国食物成分表标准版》第6版（第一册）提供的数据，樱桃的血糖指数只有22，在所有水果中是最低的一款。

此外，樱桃对改善睡眠和情绪、缓解肌肉关节炎症，以及帮助预防痛风的作用，也是很多水果所不及的。

不过，樱桃吃多了也容易发生不良反应，比如胃疼、腹泻、牙疼、嗓子疼等，很多朋友想必已经体验到了。所以，最好一次只吃一把。

西瓜的红色来自番茄红素

西瓜里的红色来源于番茄红素，它的确可以为膳食提供这种保健成分。但配着那么多糖一起吃进去，健康效果就要打折扣了。所以不能因为番茄红素有好处，就放任自己一天吃大量西瓜。

如果想获得番茄红素，吃番茄也是一样的。说番茄红素各种好的研究的确很多，但这些研究并不是用吃西瓜的方式做出来的，绝大多数使用的是用番茄产品中的番茄红素或番茄红素的增补剂。

催熟的香蕉放心吃

香蕉都是青涩时采摘下来，运到目标地，然后用乙烯利催熟，全世界都如此。不需要泡，释放一点气体就能催熟了。如果不想用乙烯利催熟，要"树上熟"，那就飞到海南或东南亚去吃吧。成熟香蕉极易软烂，无法长途运输。

🥣 南果梨有酒香味很正常

秋天最好吃的传统水果，除了玫瑰香葡萄，还有南果梨不得不提。南果梨主产于我国辽宁南部，只有鸡蛋大小，看起来并不起眼，皮厚硬，但成熟变软时味道极为甜美，果肉多汁，有浓郁酒香，和京白梨味道很像，可与新疆库尔勒香梨、山西贡梨等相媲美。

水果熟透后产生酒精是一种自然现象，是无氧代谢的结果。部分水果品种熟透后的酒精发酵味道尤其明显。开车出门之前还是要慎吃。

水果里的糖分和
热量有多高

有些水果热量很高

食物热量来自于碳水化合物、脂肪和蛋白质。水果中蛋白质含量非常低，大部分品种脂肪含量也很低，所以多数水果的热量来自于可利用碳水化合物。可利用碳水化合物包括淀粉和糖，多数成熟水果中淀粉含量也很低，所以热量主要取决于含糖量。

如果不算高脂肪的椰子，热量最高的前三名水果是：榴莲（既有脂肪又有糖），牛油果（脂肪太多），香蕉（既有糖又有淀粉）。然后才可以排到菠萝蜜、鲜枣、葡萄、桂圆、荔枝等含糖比较多的日常水果。

低热量水果也会增肥吗

是的。即便是热量不高的水果，只要你吃的数量够多，最后吃进去的总热量也可以爆棚。例如某种西瓜的含糖量只有7%左右，但如果吃1000克西瓜肉（夏天一口气吃这么多毫不费力），就会摄入70克糖，相当于91

克生大米煮的饭（堆得高高的一饭碗）。然而，从饱感角度来说，吃这么多西瓜并不感觉吃了很多饭；吃堆起来的一碗米饭，则感觉吃了好多东西，非常饱。所以，不限量贪吃水果，是有发胖风险的。

？ 水果里的糖都叫作果糖吗

不是的。水果里主要含有三种类型的糖——葡萄糖、果糖和蔗糖。一般来说，葡萄糖和果糖的含量基本是1∶1。葡萄糖和果糖越多，则蔗糖比例越低。

果糖不是"水果中的糖"，而是一种和葡萄糖类似的化合物。果糖的甜度比葡萄糖高，特别"清甜"爽口，而且温度越低，甜度越高。所以，为了取悦消费者，近年来的水果品种，都在努力追求高果糖含量。

果糖比葡萄糖更增肥

果糖升血糖速度慢，也不"招惹"胰岛素，很多人认为它更健康。其实，果糖过多的害处是近年来的研究热点。少量吃果糖没问题，但吃得数量过多，就会促进肝脏中脂肪的合成，降低胰岛素敏感性，消耗体内能量物质，升高血尿酸。所谓"过多"的数量，每个研究中都不一样，从三十多克到五六十克不等。

遗憾的是，多吃葡萄糖会产生明显饱感，果糖却不会。多吃果糖之后，人不觉得很饱，不影响再吃其他食物。所以，摄入过多果糖是增肥的原因之一。

由于水果的糖分中果糖比例不会超过50%，所以按水果含糖12%来计算，如果控制每天吃400克水果，则摄入48克糖，其中就算有一半是果糖，也只有24克，不会达到有害健康的程度。但如果吃超过1000克水果，则摄入的果糖就有可能超量了。

? 水果的甜度和哪些因素有关

水果的甜度取决于以下几个因素。

首先是其中糖的总含量。其次是所含糖的类型和比例。葡萄糖甜度最低，果糖甜度最高。所以，同样的糖含量，如果果糖比例大，就会显得更甜。

糖和酸的比例高，就会显得甜。有些水果含糖量并不低，但因为酸涩味浓，所以甜味就会显得弱一些。有机酸同时也会起到延缓血糖上升的作用，但不能降低热量值。

总体而言，酸味重的水果并不容易造成肥胖，因为较浓的酸味会让人自动控制食量，而酸味低的水果往往难以控量。比如说，没有人会一口气吃250克山楂，而一口气吃500克荔枝或1000克甜葡萄的人却比比皆是。

另外，糖的释放速度对甜度也有影响。糖分主要存在于汁液当中，一嚼就大量出汁的水果显得比较甜，而出汁慢的水果就显得不那么甜。虽然含糖量相近，但番木瓜出汁较慢，感觉不那么甜；而西瓜出汁较快，就显得比较甜。

? 红色的火龙果比白色的味道甜，所以含糖分更多吗

有研究者对不同品种火龙果进行检测，结果表明，白色和红色火龙果的糖分含量类似，为14%～15%，其中果糖占1/3，葡萄糖占2/3。不过，这只是产地的测定数据。那些没有足够熟就摘下来，然后运到北方的火龙果，就未必有那么高的含糖量啦。

由于葡萄糖的甜度明显低于果糖，所以尽管火龙果有比普通苹果略高的含糖量，但却显得不是特别甜。相比而言，富士苹果的果糖和葡萄糖含量旗鼓相当，口感则显得比较清甜。之所以红色的火龙果显得更甜，是因为它的有机酸含量明显低于白色火龙果。

? 含糖量多少的水果算低糖水果

水果的含糖量没有一个严格的高低标准。大致可以认为10%以下算是低的，15%以上算是很高的。太低就不好吃，太高了热量就过多。每个水果都有高糖产品和低糖产品。比如有的苹果只含8%的糖，但也有"糖心苹果"，号称含16%以上的糖。所以，你能说苹果是低糖水果吗？最受市场欢迎的品种，通常都是糖分含量相对较高的类型。

成熟度不同，水果所含的热量就不同

水果在未成熟时往往含有少量淀粉，涩味和酸味物质较多。成熟后淀粉水解成糖，酸涩味物质减少，所以口感就变甜了。哪怕计算出来的总热

量不变（淀粉和糖都是碳水化合物），但身体获得的热量应当是多了，因为水果中的生淀粉不易消化，未成熟时的大量单宁、草酸等酸涩物质更会妨碍消化，而甜甜的糖是容易被消化吸收的。

猕猴桃还是得吃成熟的

国产猕猴桃买来的时候往往是硬硬的，可以自己用熟水果催熟一下，过几天就很好吃了。"微软"状态是最好的，手指一压变形就可以吃，不用到很软烂的程度。

和未完全成熟的果实相比，软熟猕猴桃的维生素C含量和多酚类物质的含量都会有所下降。但不必担心，剩下的维生素C和保健成分仍然很多。如果不成熟，则口味酸涩，草酸和单宁多，蛋白酶也凶猛，会损伤你的消化道，不利于营养素的吸收。所以还是得吃成熟的猕猴桃，其他水果也是一样的道理。

牛油果替代其他高脂肪食物才健康

牛油果是一种高脂肪、高热量的水果，其中脂肪含量超过15%，以单不饱和脂肪酸为主，也有较为丰富的维生素E、叶酸、钾、镁和多酚类物质。奇妙的是，牛油果特别适合搭配高油、高糖的食物，比如配上甜味的泡沫奶油，就变得特别好吃。放在沙拉、饭卷和甜品里，口感也不错。用它来替代肥肉、黄油之类也是很好的。想多吃的话，就相应减少炒菜油作为弥补。

牛油果素有"保健水果"之名，有人认为它比其他水果更高级。其实，它的维生素C含量在水果中并不出众，而其中的不饱和脂肪酸和维生素E也可以用多种植物油来替代。没有它，照样减肥，照样健身。但是也不必因为它脂肪含量高就产生恐惧。

？ 为什么减肥食谱喜欢用苹果

为什么减肥食谱中用苹果比较多，而很少用葡萄、西瓜、荔枝、榴莲等水果？理由包括以下几方面。

第一，按照《中国食物成分表标准版》第6版（第一册）中的数据，苹果的热量值只有40～60千卡/100克，而且血糖指数只有36。有些水果糖分/热量较高或血糖指数偏高，一次只能吃得比较少，比如榴莲，稍微多吃点就热量超标了。

第二，苹果对血糖控制相对有利，对心脑血管疾病的预防也有帮助。有研究证据表明，有些水果可能不利于血糖平稳，比如荔枝、榴莲、芒果等。

第三，苹果饱腹感好，吃一个就会停下。某些水果如西瓜、葡萄、荔枝一吃就停不下来，考验减肥者的意志力。

第四，苹果单独吃一个，或是和家人分享，都比较方便。有些水果太少的量不好买。如果建议大家一天只吃200克西瓜，有些人就会觉得一次不好买这么少的量。

第五，苹果相对容易储存。有些水果如葡萄、桑葚、杨梅等一次买了如果吃不完，放到第二天吃起来就不安全了。

第六，苹果可长年供应。有些水果季节性或地域性比较强，如山竹在北方很贵，而枇杷、桑葚很多季节买不到。

尽量吃新鲜完整的水果

说水果有益健康，通常指的是新鲜、完整的水果。水果是膳食中钾、维生素C、果胶和类胡萝卜素、花青素、原花青素等抗氧化物质的重要来源。由于水果不需要烹调，食用不需要加盐，所以它们保持了高钾低钠的特性，对预防高血压十分有益。大多数完整的水果食用后血糖指数较低，而且按热量来计算饱腹感较好，糖尿病患者亦可少量食用。

为什么吃再多水果还是会饿

各种食物成分中，在同样热量值水平上比较，最有利于提升饱腹感的是蛋白质和膳食纤维。而蛋白质的主要来源是鱼肉蛋奶豆制品，坚果、粮食中也含有一部分蛋白质。如果只吃水果，脂肪和蛋白质的摄入量都微乎其微，即便吃**10**个苹果，热量也还是不够，长此以往极易导致营养不良。饥饿感会导致食欲上升，这是人类本能。如果很饿还不想吃，那一定是身体很差，食欲调节能力和消化吸收功能已经不正常了。

🍚 只吃水果小心蛋白质缺乏

水果的热量虽低，但也有很多营养劣势。水果中的维生素B_1和铁、锌等元素含量很低，蛋白质相当不足。水果中的蛋白质含量，大部分是低于**1%**的。就算一天吃6个大苹果，总重量是一千几百克，也只能得到十多克蛋白质，距离轻体力活动女性一天所需的**55**克最低量还有非常大的差距。长期只拿水果当主食的女孩子们会发现，自己头发掉得很多，皮肤松弛且容易肿胀，脸色暗淡，并没有想象中的清爽美丽。长此以往，很可能还会出现经血减少甚至闭经的情况。

🍚 最好的补钾水果并不是香蕉

要增加钾元素，大部分人想到的都是香蕉，其实它并非最佳选择。因为香蕉虽然钾含量高，但热量也太高。一旦把热量当成分母，计算**100**千卡中的钾含量，它的排名就会一落千丈。相比而言，更好的水果选择是橙子、番茄、木瓜等，都比香蕉补钾更划算——因为虽然它们的钾含量比香蕉略少些，但热量要低得多，价钱也不贵。

聪明吃水果

水果的便捷切法

成熟适度的猕猴桃宜拦腰切成两半，然后用小勺挖果肉吃，最后剩下空皮。芒果、火龙果和牛油果则宜纵向切半，然后用水果刀在果肉上斜划格子，同时不伤果皮，形成一个个果肉丁。或者用勺子挖取，或者把果皮翻转过来，直接把果肉丁一个个吃掉。汁水无流失，手指无污染。

石榴剥皮有妙招

把石榴洗净，先用刀将石榴的顶端切掉，这时会看到石榴瓣之间的白色隔膜，沿着白隔膜把表皮纵向轻轻划成几瓣，再小心地把每一瓣的果皮挑开撕去，露出果肉，然后把石榴掰成几块，撕去白隔膜，就可以轻松地把大批果粒放进嘴里。或者掰开后扔进榨汁机或打浆机，将白隔膜一起取汁，虽然味道稍涩，但可以得到更多的抗氧化成分，对人体有益。

石榴有棱有角的更好

石榴是水果中抗氧化作用较为强大的品种之一。有研究发现，石榴汁的抗氧化、抗炎特性大大超过苹果、梨、桃、柑橘等常见果汁。果粒颜色深红的石榴和浅色果粒的石榴相比，抗氧化作用更强。

选购石榴的时候，可以挑有"棱角"的，表面发红、发黄的，大小倒不必特别在意。有棱有角，就说明它的体积已经长到了极致。

在家催熟猕猴桃的方法

选购猕猴桃时，选通体坚硬、毫无碰伤的猕猴桃。果实无须巨大，但形状必须饱满，特别是果实的基部和头部比较丰满，说明它已经长到最大的体积啦。

买回家之后，取2天能吃完的量，和有香气的熟水果（苹果、香蕉、梨、芒果都可以）一起放在密闭塑料袋中，室温下闷2～5天。

在用熟水果放在塑料袋里催熟猕猴桃的过程中，过两天就可以隔着袋子轻轻按一下猕猴桃的基部（有个圆疤的果蒂部位）。感觉轻按后能微微变形，但还不太软，就赶紧拿出来，吃起来正好合适。再放一天也可以，但若到很软再拿出来，就过熟了。果实明显变软后当天必须吃完，否则会发酵变味。水果的美味就在于精确掌握成熟度！

猕猴桃的巧妙吃法

吃猕猴桃不用剥去皮，只要从中间一切两半，然后用小勺挖着吃就好啦。

成熟度适当的绿肉猕猴桃酸甜可口，滋味浓郁。相比而言，同样成熟度的红肉和黄肉的猕猴桃甜度更大一些。如果没有及时吃，发现猕猴桃已经通体变软，只要没有腐烂、没有异味，同样能吃，但风味口感就不是最佳状态了。

奇异莓——迷你版猕猴桃

奇异莓其实就是迷你版的猕猴桃，个头大概是两个枣那么大，果肉香甜，质地柔软细腻，只是皮有点涩。吃成熟的奇异莓时，可以把果肉挤出来吸入口中，把空空的皮丢掉。

奇异莓也叫软枣猕猴桃，不过软枣猕猴桃显得不那么高级，把"奇异果"的英文译名"kiwifruit"里面的"kiwi"（奇异）嫁接上"莓"（浆果类）字，就显得比较上档次了……其实这个名字也没错，因为猕猴桃本来就属于浆果类的水果。

金橘连皮一起吃更营养

金橘的确是维生素C含量比较高的水果，而且因为连皮一起吃，果胶、纤维素和类黄酮的总量比较高，所以能达到吃维生素C片所不能替代的健康效果。

巧妙优雅地吃柿子

先用刀在柿子顶上切一个小"十"字，如果其中汁很稀，切小口，用粗吸管吸食；如果稠，切大点口，用小勺舀着吃就好啦。

水果会伤人吗

？ 为什么木瓜拌牛奶会变苦

把牛奶和木瓜汁拌在一起，放半小时以上甚至更久，牛奶蛋白质被木瓜中的蛋白酶部分水解后，会凝固成酸奶样的冻，同时产生苦味的"肽"，没有毒，只是不好吃了。

要想消灭木瓜中蛋白酶的活性很简单：先把水果切小块，蒸几分钟，微波炉高火转2分钟或焯煮一下，把酶灭掉，然后再放进牛奶、酸奶里，或者做成奶昔或木瓜炖奶等，就不会变苦了。

很多水果含有"厉害"的蛋白酶

不仅木瓜，几乎所有水果都有蛋白酶活性，其中菠萝、木瓜、无花果、猕猴桃、芒果等都以蛋白酶"厉害"而著称。所谓蛋白酶，就是可以把蛋白质切成碎片的物质。用这些水果的汁液来泡肉，可以让肉变嫩。嫩肉粉的关键成分就是木瓜蛋白酶。当然，活力太强的蛋白酶也会伤害人体的口腔、食管和胃黏膜，所以不要一下子吃得太多，特别是空腹时。

小籽水果能促进肠道蠕动

有研究证明猕猴桃能帮助预防便秘，缩短食糜在大肠中通过的时间。这对便秘的人固然是好事，但对体弱者和肠道敏感者来说，就容易引起腹泻，一次不要吃得太多。

> 一般性的规律是：凡是有小籽的水果，都能有效地促进大肠蠕动，除了猕猴桃之外，还包括桑葚、火龙果、百香果、鲜枸杞、草莓、蓝莓、树莓等。其中红肉的火龙果又比白肉的火龙果效果更强。葡萄和樱桃等也有类似的效果。

有些水果可能会导致过敏

每个人对水果的耐受性差异很大。不少人对猕猴桃、芒果、菠萝、无花果等有过敏问题，吃了它们会引起口腔发麻、咽喉肿痒、嘴唇肿痛等反应。部分过敏体质者，甚至可能对桃子、苹果、樱桃、柑橘这样的常见水果发生过敏。很多水果引起不适的地方是它的皮，因为皮里的膳食纤维、抗营养成分和刺激性成分比较多。把皮去掉食用，没准就会舒服一点。

这里想叮嘱大家的是，无论多么美味且有营养的食物，如果有过敏问题，或是吃了之后不舒服，就不必勉强去吃啦。

? 梨真的"寒凉"不能吃吗

适量吃梨，有利于预防心脑血管疾病、肺癌、肥胖和便秘，如果经期女性、孕妇和儿童身体健壮，消化功能良好，没有容易腹泻和肠胃不适的问题，吃梨后感觉愉快，就不用因为别人感觉"寒凉"而把梨作为禁忌食物，适量吃就好了。

梨富含果糖，其果肉中有细小的硬颗粒，属于"石细胞团"，会促进肠道运动。消化能力弱、有胃肠炎、易腹泻、果糖不耐受的人群不适合多吃梨。部分女性在经期容易腹痛腹泻，月经前和经期过程中也应当少吃或不吃梨，以免加重腹泻和腹部不适的感觉。

虽然梨的血糖指数较低，但糖尿病患者还是要控制食用量。用梨/苹果在两餐间替代其他零食，或者是在正餐时略减两口主食，用梨/苹果作为餐后食物，都是可以的，每次以100克左右为好。

注意不要贪吃芒果

吃芒果的时候，先把皮去掉。第一次吃芒果的时候，先尝一点点，体会一下自己嘴唇和口腔的感觉，以及胃肠的感觉。如果有不舒服的感觉，远离这种水果是明智的做法。即便没有过敏，也不可大量贪吃哦。除了小心糖摄入过量，还有一些研究提示，包括芒果在内的热带水果摄入量大时对血糖控制是不利的。

胃肠疾病患者吃水果应适量

对部分人来说，不敢吃水果的原因不是升高血糖或发胖的问题，而是胃肠不适。水果中的蛋白酶、单宁、草酸、小籽，以及过多的果糖，都可能对胃肠道造成暂时性的伤害，或者刺激肠道过度蠕动。

胃堵、胃痛、肠鸣、腹胀、腹泻等消化道症状是吃水果过量的常见不良反应，一次吃太多时最容易中招。细菌性食物中毒、慢性肠炎、肠易激综合征等疾病的患者，以及日常容易胀气和腹泻的人，都应注意控制水果的摄入量，以身体感觉舒服为准。

水果摄入量不是越多越好

很多人吃东西的时候没有"摄入量"这个概念。要么爱吃就停不下来，结果摄入过量，要么说不好吃，然后一口不吃。

有研究表明，水果摄入过少或过多都会增加糖尿病风险，一切都要把握"度"。《中国居民膳食指南（2022）》推荐每天吃200～350克新鲜水果（可食部重量）。如果每天吃水果250～500克（带皮核重量），对健康人而言是谈不上"大量""过多"的（肾病患者和胃肠疾病患者另当别论）。如果每天吃半个大西瓜或几大串葡萄，即便不考虑钾，光看吃进去那么多糖，也是不利健康的。

促进肠道蠕动，选择多籽水果

植物把甜美的果实送给动物享用，就是希望它们能把种子带到远方，但是不要伤害这些小籽，赶紧从肠子里把种子排出来，顺便再施点肥。

正因为小籽特别擅长促进肠道蠕动，所以对便秘者来说，通便效果强的水果是桑葚、猕猴桃、草莓、火龙果（红心的效果更好）等有小籽的水果。反之，消化不良和容易腹泻的人就应当少吃这类水果。

黑枣吃多了可能胃不舒服

除了直接吃果实外，黑枣还能够用来酿酒、制醋，以及制作罐头、果酱、果脯等，不过，当然还是直接吃营养价值保存得最好。

> 要注意的是，作为柿子的近亲，黑枣有一个特性，那就是它含有大量的单宁物质，会降低消化酶的活性，消化不良的人不宜吃得过多。大量的单宁物质在胃中会和蛋白质等产生反应，影响消化吸收能力。就像多吃柿子后有些人会感觉胃不舒服一样，过于贪吃黑枣也有可能引起传说中的胃结石。

柿子可能降低消化酶活性

柿子有涩味是因为单宁含量高，单宁类物质能和蛋白质结合使其不溶，能让胃肠中的消化酶（酶类都属于蛋白质）活性下降，故而传统上认为柿子可能影响消化吸收。如果胃肠功能较弱,饭前饭后不吃柿子是可取的做法。但如果胃肠功能甚好,饭前饭后吃个柿子都没有大碍。

磕碰和虫咬的水果可以放心吃

物理磕碰造成的褐变是"酶促褐变",是无毒无害的。挖掉变色部分,其余放心吃。虫咬的水果,只要把受害部分削掉,其余部分也可以吃。水果软熟了或表面萎蔫了,但没有霉烂,仍可以吃。火龙果、芒果、香蕉、荔枝等皮壳较厚,即便表面有点变色或损伤,只要内部果肉正常就可以吃。

发霉的水果真的不能吃

发霉的水果要坚决扔掉,不能吃。这是因为霉菌毒素产生之后,有可能扩散到没有发霉、看似健康的部分。同时,已经发霉的水果,即便是没有烂的部分,霉菌的含量也可能已经大大超过安全标准。

很多霉菌毒素毒性很强,而且伤害肝肾功能。比如展青霉毒素和赭曲霉毒素,都经常出现在水果和水果制品当中,一定要避免食入。

糖尿病患者也可以吃水果

❓ 控血糖的人能不能吃水果

《中国糖尿病膳食指南》支持糖友少量吃水果。相比于米饭和馒头，大部分水果的血糖指数较低，只要选择那些血糖指数比较低、糖分含量也不太高的水果就可以了，如苹果、梨、桃子、樱桃、柑橘、蓝莓、草莓、桑葚等。流行病学研究未发现适量吃完整水果会增加糖尿病的风险，甚至吃莓类、葡萄和苹果等水果还有利于轻度降低罹患糖尿病的风险，可能是因为这些水果富含膳食纤维和植物化学物质。可以粗略地用彻底嚼碎的难易程度来衡量膳食纤维含量，用颜色深浅来揣测植物化学物质含量的高低。

🥣 糖尿病患者吃水果的健康叮嘱

按《中国居民膳食指南（2022）》的建议，健康成年人每天吃200～350克新鲜水果是合适的，糖尿病患者可以取低限。建议糖尿病患者优先选择温带、低血糖指数、颜色深、耐咀嚼的水果。水果可以作为两餐之间的加餐，也可以作为用餐时的"凉菜"。比如说，每次吃100克左右，每天两次。大致相当于午餐时吃半个苹果，晚餐时吃1小盒蓝莓。别忘记，吃了水果，主食就要略少吃两口啦。

❓ 哪些水果属于低血糖指数（GI）水果

低血糖指数的水果有很多。如：

一些低血糖指数水果

品种	葡萄	草莓	苹果	桃子	柚子	李子	樱桃
GI值	43	40	36	28	25	24	22

相比而言，米饭（籼米、精米）和馒头（富强粉）的GI值分别是82和88。

即便是那些人们认为非常甜的水果，其实它们的GI值也比不上米饭和馒头。比如说，葡萄、香蕉和芒果的GI值分别只有43、52和55。

🍚 除了选低血糖指数（GI）水果，还要考虑糖含量

如果需要控血糖，不能只考虑GI值，还要考虑到底吃进去多少糖。用水果的GI值乘以糖含量，才是对水果血糖正确的评价方法。这个指标叫作"血糖负荷"（glycemic load，GL）。换句话说，就是在同样的GI值下，选那些含糖量比较低的水果较为明智；在同样的含糖量下，选那些GI值比较低的水果比较明智。

其实只要不过敏，也没有胃肠不适，各种水果都能吃。只是凡GI高或

者糖分高的水果，就要格外小心，控制数量。比如葡萄一次吃几颗，香蕉吃几片，习惯之后其实也没什么不愉快的，还能避免长胖呢。

❓ 为什么多数水果的血糖指数（GI）不高呢

之所以水果的**GI**值没有那么高，一方面是因为水果富含果胶，也富含降低消化酶活性的多酚类物质，有利于延缓消化速度；另一方面是因为水果中所含的果糖并不会像葡萄糖那样引起餐后血糖的剧烈变化。此外，水果中的糖存在于植物细胞内部，会随着消化过程逐渐释放出来，而不是像喝糖水那样迅速被人体吸收。

❓ 有没有血糖指数（GI）偏高的水果呢

菠萝的血糖指数是**66**，荔枝和西瓜是**72**，就算是水果中GI值最高的一挡了。所以，菠萝果块千万不要一次吃一大碗，荔枝不能放开吃，西瓜也不要一次吃半个。每次吃一块就停嘴比较好。问题是，人们很少会吃一块西瓜就停下，所以在很多家庭当中，夏天吃西瓜对血糖上升的贡献往往比想象中要大。

❓ 荔枝能帮助降血糖吗

有人听说荔枝吃多了会导致"荔枝病"，类似于低血糖，所以认为荔枝能帮助降血糖。实际上，荔枝引起低血糖是因为存在两种毒素。这两种毒素不仅会降低血糖，而且会阻断人体的能量自救途径，导致严重的低血糖，这并不利于糖尿病患者。如果不及时救治，甚至会造成脑炎，导致死亡。所以，不要期待荔枝能够健康降血糖。

樱桃番茄适合糖尿病患者当加餐水果

樱桃番茄比普通番茄含糖量略高（约**6%**，仍低于多数水果），但它含有更多的膳食纤维和维生素**C**。它比绝大多数水果的含糖量低，餐后血糖上升速度也比主食慢得多。糖尿病患者很适合用一把樱桃番茄作为水果，在两餐之间食用。既不用担心血糖上升过多，又有利于预防高血压和骨质疏松。

用水果和水果干替代饼干甜点

水果的甜味和血糖升高的幅度之间并不是绝对相关的。每次吃**100～200**克水果即可，不要一次太多。在两餐之间吃水果或水果干，用来替代各种饼干甜点，是一种健康的吃法。

怎样吃水果有利于降血糖

既然多数水果血糖指数低，那么如果消化能力好，可以餐前吃**150**克左右的水果。若干研究表明，餐前**30**分钟吃水果，特别是苹果，对降低餐后血糖水平是有益的。如果吃主食或水果容易过量，可以用水果替代一小部分主食，配着吃，有利于降低一餐的热量密度，增加膳食纤维，有利于产生饱腹感，也不会额外升高餐后血糖。如果日常消化不良，或是蛋白质不足，则不建议用水果替代主食作为碳水化合物来源，因为这样做会降低蛋白质的摄入量。

莓类水果有利于糖尿病的防控

蓝莓、草莓、黑莓、蔓越莓等都属于低糖分、高花青素水果。其中所富含的花青素和果胶，有利于延缓餐后血糖上升速度，也有降低炎症反应的作用，糖尿病患者和心血管疾病患者都适合食用这类水果。流行病学研究发现，每天吃一小份莓类水果，可能会略微降低罹患糖尿病的风险。并不需要吃很多，有几十克的莓类水果就足够了。

顺便说一下，蓝莓表面上的白色果粉是天然产生的，无须担心。

热带水果吃太多对血糖控制不利

热带水果香浓美味，不过，吃得过多对血糖控制有害。流行病学调查已经确认了这个结论。泰国的临床观察发现，在芒果上市季节，贪食芒果成为很多人血糖失控的原因；而到了榴莲上市季节，麻烦制造者就变成了榴莲。菠萝、红毛丹等也在名单当中，但排名比芒果和榴莲靠后。

防止低血糖，随身备点干枣

为防止低血糖，可随身带点肉厚的干枣，也可以把小点的苹果洗净，装进袋子放包里，配合原味坚果仁和牛奶等作为加餐。这些食物比饼干营养好得多，还能把血糖稳定维持得久些。干枣的血糖指数较低，只有**56**，比苏打饼干血糖指数低。

水果可以熟吃吗

熟吃水果很适合消化不良的人

吃不完的蔫苹果，搭配山楂、大枣煮汤就变成了超级美食。果皮都软了，果胶一点不浪费。苹果熟吃也可以是一道健康甜食，含丰富的钾和果胶，以及有机酸和多酚类物质，喝了之后胃肠十分舒服。苹果含维生素C很少，即便煮熟，也无须可惜，因为它的钾和果胶不会损失，抗氧化物质也大部分保留了下来。对消化不良、吃水果不舒服的人来说，吃熟水果能得到其中的钾和果胶，也很适合贫血、低血压、消化不良的女生每天吃1～2小碗。当然，如果胃肠没问题，还是直接吃生水果最好。

? 为什么水果煮后会变酸

凡是含有较多有机酸的食物，加水煮了之后都会有点酸，就像水果煮了会变酸一样。

煮熟后变酸的主要原因是食物中的有机酸属于弱酸，弱酸的性质是，稀释之后氢离子解离度会增加。另一方面，加热会使一些结合型的有机酸和多酚类物质从细胞壁等部位被释放出来，使其溶于水中，增加了氢离子的总量。

所以，加水稀释之后，甜味变弱了，酸味却没有变弱，改变了糖酸比，所以感觉上就变酸了。解决方案有两个：

> ① 尽量少加水，减弱稀释效应；
> ② 额外加糖来平衡糖酸比，让酸甜味变得适口。不过，加入很多糖之后，水果的健康作用就会打折扣。

梨可以煮汤吃

秋天吃梨是北方的传统习俗，蒸熟煮熟也很美味。吃鲜梨感觉不适的老年人和胃肠敏感者可以试试蒸梨和梨汤。鲜食不够好吃的梨，就更适合用这种方式食用了。

梨切块放入电压力锅里，加水总量不多于梨总量的一半，用煮饭模式焖熟即可。

煮梨汤的一个关键是加水一定要少，避免稀释甜度，提高酸度。再加两个枣补充甜味就更好了。枣和梨的味道是绝配哦。如果遇到实在是比较酸的梨，再加少量蜂蜜调配就好了。

煮梨汤的另一个秘诀是要用电压力锅。电压力锅煮出来的水果香气散失少，甜度高，质地软，汁液亮，比普通锅煮出来的好吃很多。

梨的维生素C含量比较低，100克中也就几毫克，煮食也不用可惜。抗氧化物质虽然会有一部分因受热而损失，但因为加热可以让结合在细胞壁上的抗氧化成分被释放出来，因此有得有失，总体损失不大。

苹果酸枣大枣汤的做法

三个姬娜苹果切块，6个超肥大的枣切半，10粒酸枣剪开皮，加半杯水煮到苹果软烂即可。做苹果酸枣大枣汤只需加少量的水，主要靠苹果中的水分，这样一点糖都不用加，汤就足够甜。做这个汤有如下要点：

1 加鲜山楂、山楂干、干酸枣都可以，消化能力差的人煮汤时宜多加点；

2 各种品种的苹果都可以用；

3 苹果最好不去皮，煮汤时可以把皮里的多酚类物质和果胶溶出来；

4 想增加膳食纤维，宜少放水多放苹果；

5 喜欢喝汤的可增加水量，但会略酸点，可能需要再额外加糖；

6 一次煮多了，可以分出来一部分冷藏，建议24小时内吃完。

水果入餐的吃法

水果入餐，比炒鱼香肉丝、炖红烧肉之类简单多了——去皮核，切成块，放在桌上当凉菜吃就好了。既然糖拌番茄、苹果沙拉能当凉菜吃，为何其他水果不行？许多国家都把水果放在用餐时吃，理论和实践都无障碍。其实，操作并不难，难的是改变观念。

蔫了的水果可以煮成水果汤，可以烤成水果派，也可以切丝后放在鸡蛋面糊里，加点葡萄干和坚果仁，做成美味水果煎饼。水果熟吃的主要麻烦不是维生素C损失，而是煮后变酸，往往要加很多糖。水果没吃多少，糖却没少吃。

用餐时吃水果无害健康

我一向提倡水果和饭一起吃。没有比这更合理的了，既能避免饭前吃部分人胃里不适，又能避免饭后吃造成热量超标。再说，无论是在东南亚还是西方，水果都是入菜的。所谓水果不能和主食一起吃之说，在理论上、实践上都缺乏科学依据。

苹果、梨、樱桃、莓类等水果的消化速度较慢，餐后引起的血糖上升比白米饭、白馒头都慢。还有研究证实，在碳水化合物含量不变的前提下，苹果和米饭一起吃，并不比单吃米饭升血糖更快；先吃苹果后吃米饭，甚至还有利于控制餐后血糖波动。用餐同时吃水果不容易过量，体重增加风险也更小。

用甜水果替代酸奶里的糖

对于一些维生素C或花青素含量较高的水果来说，长时间熬煮会破坏一部分维生素C和花青素。可以把它们直接放在酸奶里面拌着吃，也可以做成水果沙拉。用甜度高的水果切丁来拌自制无糖酸奶，可以省去添加的糖或蜂蜜，营养也更丰富。

柔软的水果可以做成冷冻甜食

质地柔软的果肉往往不好保存。比如黄杏、芒果吃不完变软了，或荔枝、杨梅吃不完怕变味，可以去核煮熟，分份放在冰箱里冷冻保存。想吃的时候取出一份，味酸的水果加一小勺蜂蜜，酸酸甜甜，风味十足，可以当作餐后甜食。味甜的水果可以直接当冰激凌吃。开胃爽口就好，只是不要贪吃哦。

桑葚的几种安全吃法

桑葚既易繁殖酵母，又易滋生霉菌，难以保存。建议买来之后把吃不完的部分进行以下初步加工处理。

1. 泡在蜂蜜中（蜂蜜多于桑葚），可冷藏4周。我的比例是2份重量的蜂蜜配1份重量的水果。能在室温下保存的最低糖浓度是65%，酸性条件下可以再低点。在48%的最终糖浓度下，可以冷藏1个月。

2. 加红糖和姜粉，在不粘锅里炒到半干，密封后可冷藏4周。

3. 加等量白糖或红糖熬成果酱，装瓶密封，可冷藏半年以上。

杨梅可以蒸着吃

杨梅是上市时间很短的佳果，不好保存，很容易腐烂发酵变味。如果怕里面有虫子，或者怕洗不干净，可以蒸熟吃。把杨梅放入碗里，加个盘子盖上，微波炉高火蒸5分钟就好了。蒸后质地软软的，有点像杨梅罐头的口感。甜度不高，味道鲜美，吃了简直停不下来。但也不要吃过量哦，一次吃十个八个就好了。蒸熟后再分装冷冻起来，取出来加半勺蜂蜜，就是夏天的美味甜食了。

自制青柠美味饮品

青柠（也称小酸橙、小酸橘）风味清新，酸味柔和，富含维生素C，价格比柠檬便宜，还便于在室温下保存。它适合用来自制各种清新口味的饮品。

把一个青柠洗干净，切半，把外皮剥去，果肉放进杯子里，加入一杯水（凉水、热水均可）。用勺子把果肉挤一挤，味道更容易出来。几分钟后就可以喝了。

想要甜味，可以加半勺蜂蜜或泡进去一个枣（切片）。其实不加甜味也好喝，半个青柠泡200毫升的水，只有淡淡的酸味，清香怡人，不伤胃也不伤牙齿。

愿意喝茶，就泡一杯红茶、绿茶或乌龙茶，再放进一个切开的青柠。将青柠加到苏打水或玫瑰花茶里也是妥妥的。

青柠带皮泡会引入苦味，不习惯苦味的可以去皮泡，这样就只有酸味和香味，没有苦味了。

水果入菜增加风味

用柠檬或青柠挤汁替代醋用来拌凉菜，别有一番清新风味。青柠汁特别适合用来做鱼，无论是酸汤鱼，还是烤鱼、煎鱼，都可以用它调味，去腥提味效果一流。

用酸甜适口的菠萝来配合肉类食物烹调会非常开胃。菠萝蛋白酶在受热失活之前，还能顺便发挥一下嫩肉作用。

加入苹果来炖红烧牛肉，会收获意想不到的美味。水果中的糖分会增加红烧肉的美拉德反应力度，产生更多的香气。牛肉做熟之后配鲜苹果丁，也有解腻爽口的不凡效果。

有些水果清洗时容易掉色

大部分天然食品洗后掉色的原因，是其中的色素被溶出来了。多酚类色素和甜菜色素都属于水溶性色素，它们遇水溶解，就会发生"掉色"现象。

我们都有这样的经验，草莓也好，桑葚也好，杨梅也好，水洗的时候都会掉色。这是因为这些水果的细胞比较娇嫩，在水洗的时候，外力造成细胞破损，本来在植物液泡中安静待着的色素就跑到了水里。

樱桃皮比较薄，不耐碱水浸泡，国产樱桃比进口车厘子（大樱桃）的皮更薄些。果皮细胞被碱水泡软之后，其中的花青素就会被泡出来，使樱桃掉色。正常洗的时候没有掉色，是因为水果表皮细胞比较坚实，把花青素牢牢地锁在细胞里了。

除了红色、紫色或紫黑色的樱桃之外，还有紫/红/黑色的葡萄、布朗（美国大李子）、蓝莓、黑莓、蔓越莓等富含花青素的水果，以及富含甜菜红素的红心火龙果，都同样有可能出现掉色情况。

🥣 有些水果蒸煮后容易变色

蒸煮可能使无色的果肉变红、变蓝，水的酸碱度变化也会使水果颜色变红或变蓝。蒸煮过程中，还有部分花青素溶入水中，也会有部分花青素受热分解，使水果颜色变浅。不用担心，所有变色情况都是原花青素和花青素类物质的正常变化，不妨碍食用安全性。

要知道，这些天然色素不是人类选择出来的化学染色剂，它们的颜色就是娇气易变的，没有那么"牢固"。所以，看到水果变色，不要感觉害怕。

水果干也有
健康作用

水果干是水果直接干燥的产物

只有不加糖直接干燥（风干、晒干、烘干、冻干等）的才是真正的水果干。它们浓缩了水果中的所有矿物质和膳食纤维，还保存了一部分抗氧化物质，仍然具有营养价值。当然，其中的糖分也浓缩了，比如葡萄干、杏干、干枣、桂圆干、无花果干、柿饼等水果干的含糖量都高达**50%~70%**。这些水果干与添加大量糖制作的果脯、蜜饯和水果干不是同一类产品。

吃水果干需严格控制数量

常见的水果干包括葡萄干、干枣、无花果干、杏干、苹果干、桂圆干、黑加仑干、西梅干、蔓越橘干、蓝莓干、枸杞干等。它们能提供不少膳食纤维和钾元素，替代日常甜食来提供甜味是很好的。但要记得，水果干浓缩了水果中的糖分，比如葡萄从鲜水果变成葡萄干，糖分会浓缩**4**倍左右，所以摄入量要严格控制，不能大碗大碗地吃。

水果干甜但血糖指数较低

水果干虽然很甜，但血糖指数（GI）没有想象中高。葡萄干、苹果干、干枣和杏干的GI值，分别只有56、43、56和56。相比之下，米饭的GI值是80左右。可见，味道甜不甜和升高血糖的幅度没有直接关系。其中，苹果干和干枣的餐后血糖指数特别稳定，不容易引起餐后高血糖。

控血糖也可以吃点水果干

尽管水果干的糖分较高，但是，在碳水化合物总量不变的前提下，如果将一些米饭换成苹果干之类的水果干，并不会引起血糖水平过高的问题。

实验发现，用含等量碳水化合物的水果干来替代一半的米饭，并不比单吃米饭的GI值高。实验结果显示，葡萄干+米饭、苹果干+米饭、干枣+米饭、杏干+米饭的GI值分别为77、65、77和75，还是没有白米饭的GI值高，血糖波动也并不会更大。还有研究提示，餐前吃一点苹果干再吃白米饭，有防止血糖过度上升的作用。

冻干水果干营养保留多

热风脱水做的水果干，维生素损失很大，但矿物质和膳食纤维全保留了。如果一定要吃果干的话，用真空冷冻干燥的方式加工的冻干水果是最好的。因为抽了真空，氧气接触很少，所以营养素氧化得很少；并且是在零下几十度的低温环境下冷冻脱水干燥，所以营养素没有因受热而被破坏。

有些"水果干"含有添加的糖和油

部分貌似水果干的产品，其中可能添加了油和糖。有些本来就是低温油炸产品，如越南等国生产的综合果蔬干、香蕉片等。加油会让产品表面滋润油亮，不容易粘连，口感酥脆。美国生产的蔓越莓干、蓝莓干等往往是加糖产品，也添加了少量油。因为这些水果原本不太甜，做成水果干之后味道太酸就不好吃，添加糖可以改善口味，添加少量油则是为了避免粘连。所以，选购水果干时，需要好好看配料表。

果脯、蜜饯和油炸产品，不是水果干

用糖煮过、腌渍过的水果产品，如果酱、果脯之类，不在《中国居民膳食指南（2022）》的推荐之列。真空低温油炸制成的各种"果蔬脆片""脆枣"之类，也不在推荐之列。真空低温油炸虽然能减少丙烯酰胺和脂肪氧化产物的生成，但吸油量却会比高温油炸更多，所以，它们的脂肪含量实在太高了……

柿饼适合高血压人群

　　柿饼是柿子的干制品，属于水果干。其中抗氧化物质、果胶和钾元素很丰富，还含有甘露醇，适合高血压人群。但其含单宁多，消化不良者不宜多吃。糖尿病患者少量尝点可以，但吃了它就要适当减一点主食，毕竟碳水化合物总量很高。

水果和果汁不一样

果汁的碳水化合物含量等于糖含量

对果汁、果汁饮料及其他含糖饮料而言，碳水化合物含量等于糖含量。因为它们不含有淀粉，糖就是碳水化合物的唯一来源。其中包括了葡萄糖、果糖和蔗糖等各种类型的糖。

> 果汁类产品，指的就是100%果汁，其中的糖分完全来源于水果。如果其中只有部分是天然水果榨的汁，还有一部分是人工添加的糖、有机酸等成分，则不能叫作果汁，而应叫作"果汁饮料"。

非浓缩还原汁（NFC）和传统果汁有什么不同

传统的果汁，往往是在水果成熟季节集中榨汁，然后制成便于保存的浓缩汁，出售之前再加水稀释成原汁浓度。有点类似于所谓的"复原奶"，就是先把牛奶做成便于储藏的奶粉，然后再用奶粉加水还原到牛奶的浓度。这种果汁的配料表上有时写的是"水，浓缩果汁"而不是"水果"。

现在超市里有一些号称"非浓缩还原"的果汁，它就不是用浓缩汁复原出来的。所谓NFC，就是英文Not From Concentrated的缩写。也就是说，用新鲜的果子榨汁，杀菌之后直接灌装。从保存新鲜风味的角度来说，NFC果汁会更有优势，但显然它的成本也会更高一些。不过，在含有糖分这方面，它和传统复原果汁是一样的，都很甜。

喝果汁极易摄入大量糖分

超市里的100%果汁产品，无论是国产的还是进口的，糖含量都超过9%。其中含量最低的是11%，橙汁；最高的是16%，葡萄汁。其他产品介于两者之间，比如苹果桃子汁、葡萄樱桃汁、芒果汁、杏汁……

制作果汁时，往往喜欢用甜度大的水果，没有人喜欢喝酸涩的果汁。喝一杯250毫升的纯果汁，就能喝进去20～40克的糖。每天在三餐之外额外喝进去，极易增加肥胖风险。同时，吃水果时需要咀嚼，而喝果汁无需咀嚼。吃掉1000克水果比较辛苦，而喝1000克水果榨的汁很容易，极易造成糖分摄入过量。

榨果汁损失维生素

水果在打成浆之后，膳食纤维能保存下来，但抗氧化物质和维生素C损失严重；榨成汁之后，膳食纤维损失严重，饱腹感也大幅度下降。细胞破碎并接触空气之后，不仅氧化速度加快，而且升高餐后血糖的速度也大大加快。

因此，《中国居民膳食指南（2022）》中推荐食用完整的水果，而不是把它们都榨成果汁或打成浆来食用，除非有咀嚼和消化方面的严重问题。当然，对于由于各种原因只能吃流食的人来说，喝一杯果汁或果浆，还是有意义的。

喝果汁会增加肥胖和糖尿病风险

国外营养流行病学调查表明，每天吃250克水果不会增加肥胖和糖尿病风险，但每天喝一杯以上果汁会增加肥胖和糖尿病风险。曾有这样的研究：同样的营养成分，分别以固体和液体的形式摄入，结果血糖、血脂反应和饱腹感均有不同。固体水果的效果远远好于液体。所以，无论榨果汁的吃法显得多么时尚，还是直接吃水果，自己用牙齿咀嚼比用机器榨汁更为健康。

"破壁"之后营养更利于吸收吗

所谓"破壁"有利于营养吸收的说法，其实是个伪概念，不适用于果蔬。因为果蔬的细胞壁并不那么坚固，对牙齿和胃肠功能正常的人来说，只需嚼碎就能够消化吸收。只有花粉、孢子粉之类特殊的保健食材，以及一些坚果油籽类，因为细胞壁特别厚或组织特别致密，难以被充分嚼碎消化，所以进行"破壁"处理才有利于营养成分的利用。

不过，有些有咀嚼功能障碍的人，或是需要半流食的人，或是有消化功能障碍的人，只能通过果菜汁来获取果蔬成分，那么用破壁机处理是有所帮助的。如果自己家里做果汁的话，不妨加一部分不涩的蔬菜进去，可以降低糖含量，增加钾和镁的数量，对控制尿酸、预防结石，甚至控制血压，都有一定好处。

❓ 为什么用破壁机打浆之后容易变色

如果用打浆机/破壁机来制取果汁，高速打浆会严重破坏细胞结构，造成其与氧气的高效接触（看看果汁中那么多细小的泡沫就明白了）。细胞破碎之后，其中的氧化酶被释放出来，接触氧气之后，使水果中的多酚类物质迅速氧化变色。所以，水果打浆之后往往颜色会快速发褐，这会令维生素C和抗氧化物质发生惨重损失。

❓ 果汁和甜饮料一样有害吗

虽说果汁中糖含量高，在增加肥胖风险方面类似于甜饮料，但两者的健康作用还是不能完全等同的。一项研究汇总了47项有关甜味食物与血尿酸水平的干预研究结果，发现喝甜饮料、吃甜食和糖果，均会促进血尿酸上升；而喝100%的果汁则会促进血尿酸下降。

其中一个重要原因是，果汁中含有丰富的有机酸和钾。钾是促进尿酸排出的一个因素，有机酸钾效果尤其好。同时，摄入有机酸钾也有利于减少尿钙流失，降低肾结石风险。果汁中的抗氧化物质也有利于降低炎症反应，而痛风发作的时候特别需要抗炎物质。

吃水果比喝水更解渴

冬天很多人都会觉得口干舌燥的，特别是屋里有暖气的时候。这时，吃水果的解渴效果往往会比单纯喝水更明显。这是因为，水果中所含的水，是在消化过程中从植物细胞中缓慢释放出来的。和少量蛋白质或少量碳水化合物结合着的水分，能更好地为人体补水，因为它们在体内停留的时间更长，不会很快就从尿里跑掉。和膳食纤维结合着的水分，能把水带入大肠，减少大便干硬的风险。

果蔬汁可以喝，但要注意两点

首先，做果蔬汁的时候，一定要蔬菜多些、水果少些、甜味淡些。否则大量糖喝下去，就不能指望有明显的健康效果了。

其次，喝这些果蔬汁，不能完全替代三餐用牙齿嚼蔬菜的好处。牙齿没毛病的健康人不要以为喝两杯就可以正餐不吃菜了。即使喝了果蔬汁，三餐蔬菜也不能少。

宝宝们不适合喝果汁

预防孩子爱上甜食要趁早。世界卫生组织建议，3岁以内幼儿的食物中不要添加糖。实际上，最好不要给3岁以内的宝宝任何有浓浓甜味的食物，包括纯果汁。让他们只能吃到水果的甜，并且只能自己啃食。国外研究发现儿童的饮食习惯5岁就已基本成型，从第一口辅食开始培养才是最明智的。这样孩子就会较少挑食，不太容易沉溺于甜食。

🍚 自制胡萝卜汁，渣子不要丢

商业制作的胡萝卜汁或胡萝卜果汁都是煮软之后再打成浓汁，胡萝卜素在里面，比生胡萝卜好吸收。但用打浆机、原汁机榨的那种胡萝卜汁，只含有少量的胡萝卜素，大部分胡萝卜素还在渣子里。所以，可以把渣子利用起来，做馅料、煮粥、做煎饼、做炒饭都可以，这样就能把胡萝卜素全部利用起来。制作其他果蔬汁时也可以想办法把渣子利用起来。

❓ 水果罐头有营养吗

水果罐头仍然有一定的营养价值，其含有钾元素、有机酸、全部的膳食纤维、部分的抗氧化物质、部分的维生素C等。因为水果有酸性，并且制作水果罐头的时候也要加入一些有机酸，加热杀菌温度也较低，所以维生素和多酚类物质的保留率较高。但因为水果煮后会变酸，需要额外加入糖，所以和鲜水果相比，水果罐头会带来更多的糖分。

如果能够吃到足够多的新鲜水果，不建议选择水果罐头。但如果因条件限制无法获得新鲜水果，则水果罐头仍有一定的营养价值。

水果储存的要点

有些水果不能冷藏

香蕉、芒果、木瓜等各种热带水果不宜冷藏，适合在12摄氏度左右保存，通常放在室温阴凉处即可。如果放入冰箱，反而会让它们受到冷害，提前变质。

有些水果可放于室温下，也可冷藏

苹果和梨可以包起来，在合适的湿度下能够冷藏1个月以上，在室温凉爽处可存放半个月以上。注意经常检查，挑出发霉腐烂者，避免污染周围水果。

有些水果切分后冷藏可以放心吃

苹果、梨、柚子之类大一点的水果，以及成串的葡萄等，可以一天吃一部分，剩下的用保鲜膜包起来放入冰箱里，第二天也能继续吃。把水果表面有点氧化的一薄层切掉就行了。尤其是柚子，打开后放两天，果瓣的表皮干了，肉还是多汁的。没必要一天吃完一个大柚子。

有些水果需要及时冷藏

草莓、蓝莓、葡萄等浆果如不立刻食用，则宜冷藏，以24小时内食用为好。尤其是果梗和表面有破损的地方，随着储藏时间的延长，微生物会逐渐大量繁殖，食用后极易造成腹痛腹泻，乃至严重的细菌性食物中毒。

水果冷冻后可以当甜品

熟透的柿子冷冻起来，想吃的时候拿出来用小勺刮着吃，口感像冰沙，是很好的天然水果甜品。此外，葡萄、草莓、荔枝、樱桃等很多水果都可以冷冻起来。水果煮熟后冷冻也有不错的口感。把冷冻水果作为冷冻甜食食用，比吃雪糕的营养价值高。

有些水果容易产生酒味

很多水果成熟到一定程度都会产生少量酒精，比如南方的荔枝和榴莲、以前北方人最常吃的国光苹果，存久了就会有酒味。南果梨、京白梨和烟台梨等成熟了之后柔软多汁，也会很快产生酒味。桑葚、杨梅之类的软浆果更是超级容易产生酒味。

酒精易溶于水，也能和淀粉形成复合物。吃完这些水果之后，可以再吃点淀粉类食物，然后漱漱口，喝点水，这样对牙齿好，也能减轻一些嘴里的酒精味道，避免出门开车时带来麻烦。

水果干可以冷冻保存

夏天的时候，水果干比较容易生虫或霉变，特别是美味的葡萄干和枣，经常会长些讨厌的肉虫子。如果把它们提前分成一次能够吃完的小包，包严实然后放在冷冻室中，冻两三个星期，天然食品中自然带着的虫卵就不能够正常孵化，封严的水果干就能储藏得更久。

冷冻果干取出后要避免吸潮

冷冻水果干时，要趁干燥分成小包，仔细包装好，包装必须防水。每次取出一小包吃，吃之前要先把它放在室温下几小时，让包内的食物温度平衡到室温之后，再打开包装。否则冷的食物接触到热的室温空气，水汽会迅速凝结在冷的食物表面，导致水果干吸潮，不仅影响口感，而且容易霉变。

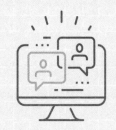

网友问答

1. 西瓜低血糖负荷（GL），可以多吃吗

回　西瓜属于高GI食物，GI值是72，但是每100克西瓜的碳水化合物仅仅只有5.5克，所以它的GL值只有4，是不是说稍微吃多一些没关系呢？

答　GL值（血糖负荷）和GI值（血糖指数）不一样。

GI用来表征健康人摄入一种含碳水化合物的食物后，其血糖变化的特点，也就是说，餐后血糖曲线的模式是快而陡，还是慢而平。而GL是说摄入一定量某种食物之后，给餐后血糖带来的压力有多大。

GL的计算方法是：食物的GI值×碳水化合物含量（克）/100。

GL值是和食用量有关的。所以，同样一种食物，吃多了得到的碳水总量就多，相应的血糖波动就大。

西瓜的GI值在水果中属于最高一挡。但它的碳水化合物（糖）含量不算很高，所以GL值就不太高。但是这并不代表可以多吃西瓜，因为大量食用西瓜，摄入的碳水化合物总量就会增大，引起血糖波动的风险也就增大了。

2. 吃西瓜能帮助补钾吗

问 爸爸患有高血压，医生让他多吃果蔬补钾。我让爸爸吃香蕉，但是他怕发胖不敢多吃香蕉。他特别喜欢吃西瓜，说西瓜也含钾，而且热量低。西瓜那么甜，真的可以补钾吗？

答 是的。西瓜和其他水果一样，都是钾的膳食来源。依据我国研究者对不同品种西瓜的测定数据，100克西瓜肉中的钾含量达100～270毫克。虽说品种间差异大了一些，但毫无疑问，西瓜属于高钾低钠食物。如果吃500克西瓜肉，按100克西瓜肉中平均含有160毫克钾计算，那么从500克西瓜肉中获得的钾可多达800毫克左右，是一天推荐摄入量2000毫克的40%。

所以，像你父亲这样需要补钾的高血压患者，可以经常吃西瓜。吃西瓜不像吃蔬菜那样加盐，可以有效地调整膳食中的钾钠比例。反过来，需要限钾的肾脏病患者就要小心了，吃太多西瓜，小心肾脏扛不住。

水果中钾的含量往往和维生素C、可溶性糖的含量呈正相关性，西瓜也是如此。甜西瓜往往也是高钾的西瓜。这可能是因为，钾与碳水化合物代谢密切相关。合理施用钾肥可以促进植物积累糖分，让水果变得更甜，这是园艺学界的常识。所以，吃甜西瓜可以有效补钾。

需要嘱咐的是，别因为西瓜味道甜美就每天摄入过量，影响从其他食物中摄入足够的营养成分。西瓜里含有糖分，大量吃西瓜可以得到很多糖，但不能替代鱼肉蛋奶、坚果豆类和绿叶蔬菜的营养价值。

[数据来源：梁克红等，几种常见西瓜品种中功能成分比较分析. 食品工业，2017，38（12）：164-166.]

3. 切开后隔夜的西瓜能不能吃 🔍

问 听说西瓜切开以后会大量繁殖细菌，是不是隔夜之后就不能吃了？听说盖了保鲜膜冷藏反而会增加细菌的数量，是真的吗？什么人不能吃冰西瓜？

答 隔夜西瓜当然可以吃，不过前提是切开后尽快冷藏。

所谓"隔夜"的意思是已经放了8小时以上，微生物有足够的时间去繁殖。哪怕是白天，从早上起床时放到晚上睡觉时，虽不叫"隔夜"，但也有十几个小时了。

切开西瓜之后，把马上要吃的一块留在外面，其他部分尽量不要切碎，越完整越好，然后尽快盖上干净的保鲜膜，放入冰箱冷藏。这是因为植物组织内部原本是无菌的，细菌污染都是从切开部分开始向内部深入的。理论上来说，切的块越小，污染程度就会越大。

盖保鲜膜本身不能抑制细菌繁殖，但可以防止冰箱里其他食物和冰箱壁上的微生物交叉污染到西瓜上，也能防止冰箱里的各种食物与西瓜串味。请记住，在冰箱里存放的食物也要生熟分开。西瓜这种直接入口的食物，一定要尽可能地放在冰箱的上层，不要和生鱼生肉生蔬菜混在一起。

那些不知道什么时候切开的瓜，最好就不要再储存很长时间了。因为它们可能已经有了很高的细菌"基数"。放入冰箱储藏后，低温会延缓微生物繁殖的速度，却不能杀死已有的大量细菌，所以是不安全的。因为西瓜是一种不经过加热直接入口的食物，所以要特别注意预防细菌性食物中毒。

身体强壮、抵抗力强的人，吃冷藏的隔夜西瓜不至于造成严重问题。但食品安全措施必须要考虑到弱势人群的情况。抵抗力比较差的老人、幼儿、病人和消化不良人士，吃冷藏过的西瓜要特别小心。

此外，刚从冰箱中取出的冰西瓜温度较低，冷刺激本身就有可能加速肠道蠕动。不建议胃肠道疾病患者、消化吸收不良者、胆囊疾病患者、肠易激综合征患者大量吃冰凉的西瓜，以避免因冷刺激造成腹痛腹泻。